Viva la vida

Recetas para nutrirte en cuerpo y alma

Dominika Paleta

AGUILAR

Viva la vida
Recetas para nutrirte en cuerpo y alma

Primera edición: abril, 2020

D. R. © 2020, Dominika Paleta

D. R. © 2020, derechos de edición mundiales en lengua castellana:
Penguin Random House Grupo Editorial, S. A. de C. V.
Blvd. Miguel de Cervantes Saavedra núm. 301, 1er piso,
colonia Granada, alcaldía Miguel Hidalgo, C. P. 11520,
Ciudad de México

www.megustaleer.mx

D.R. © 2020, Olga Laris, por la fotografía de portada
D. R. © 2020, Unsplash, por las fotografías de interiores
D.R. © 2020, Shutterstock, por las fotografías de interiores
D. R. © 2020, Elizabeth Aja, por el diseño

ISBN: 978-607-318-733-6

Impreso en México – *Printed in Mexico*

El papel utilizado para la impresión de este libro ha sido fabricado a partir de madera
procedente de bosques y plantaciones gestionadas con los más altos estándares ambientales,
garantizando una explotación de los recursos sostenible con el medio ambiente y beneficiosa para las personas.

Penguin
Random House
Grupo Editorial

A mi familia,
por ser mi balance, mi mayor alegría y mi rincón de paz;
mi cocina es para ustedes.

Fabián, María y Aitana,
me siento la mujer más afortunada del mundo por tenerlos en mi vida.

ÍNDICE

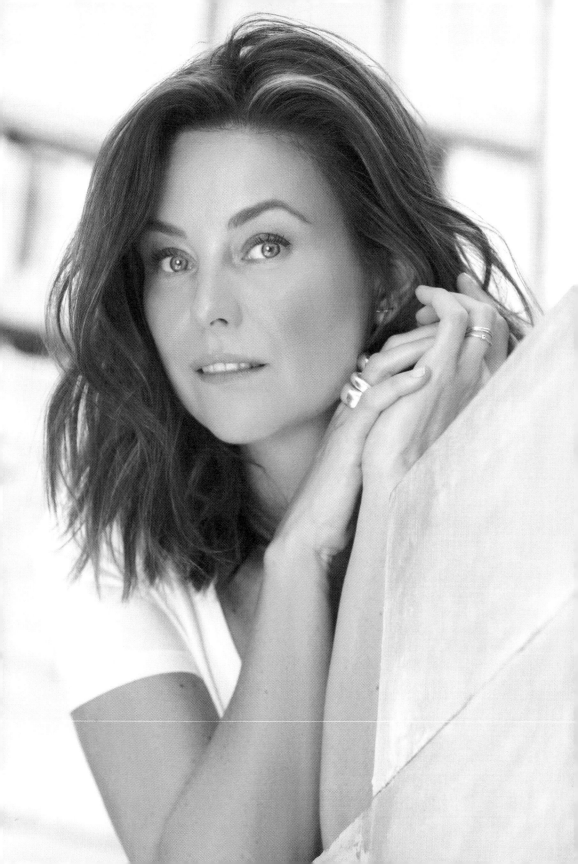

NOTA DE LA AUTORA

Este libro es un libro de recetas, sí. Pero no sólo de recetas de cocina, sino de recetas para muchas cosas en la vida: respirar, dormir mejor, sanar y cargarse de energía… Este libro, por lo tanto, tiene una estructura particular en la que las recetas de cocina no están distribuidas de la manera tradicional: primero entradas, luego sopas, ensaladas y platos fuertes y al final postres. Aquí, cada una de las recetas de comida forma parte de un tema más amplio y está ligada a un recuerdo, una sensación o una reflexión.

Para una consulta rápida y más práctica, hallarás al final un índice que te facilitará encontrar lo que necesitas: ahí vienen agrupadas, ahora sí de manera tradicional, las recetas de cocina.

Por lo tanto, éste es un libro que puede leerse de principio a fin o abrirse en una página cualquiera, al azar, y disfrutarlo de la misma manera. Hojéalo, léelo de corrido, tenlo en tu mesita de noche para reflexionar sobre algún punto antes de dormir, en los estantes de la cocina, para armar un menú o seguir la receta de un platillo. Espero que cada una de sus páginas te guste, te sorprenda y que muchas de sus recetas se vuelvan parte de tu vida.

Dominika Paleta

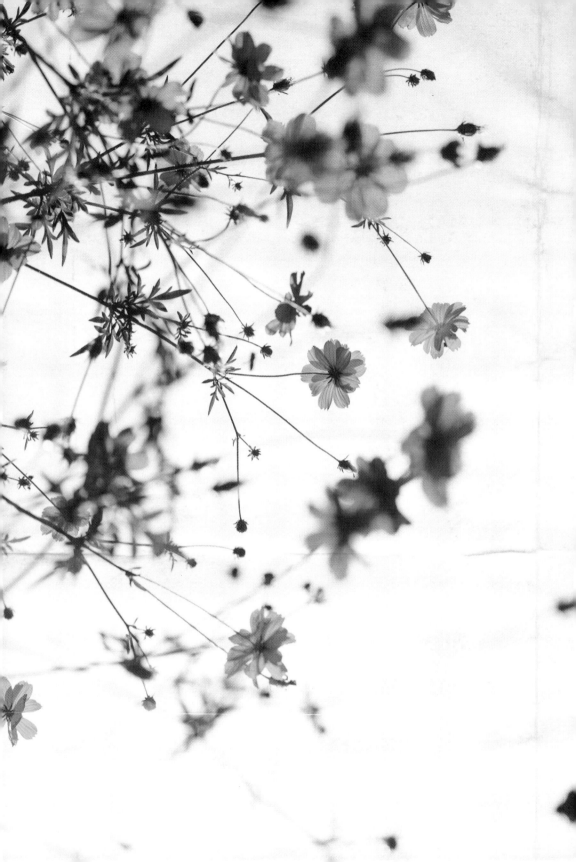

Si tuviera que elegir UNA SOLA COSA de todas las que comparto en este libro, sería la MEDITACIÓN como la más importante. Como la herramienta con más posibilidades TRANSFORMADORAS.

INTRODUCCIÓN

Escribir este libro era un tema pendiente. Ya tuve hijas y planté árboles, pero me faltaba esto que tanto me había quitado el sueño. Lo que está plasmado en un libro tiene el poder y la energía de llegar lejos y a muchos lugares. mi manera de dejar una huella a partir de la forma en que veo la vida, a través de las recetas que más me gustan y que tanto he disfrutado con mi familia.

Este proyecto surge también de las ganas de conectar con quienes se han abierto conmigo. Me encanta cuando la gente me escribe en redes para contarme cómo les funciona un plan de alimentación o algún consejo que he publicado, o cómo una receta los ha inspirado para convertir unos muffins en sus muffins de domingo. Creo que eso es una energía linda que fluye, que se transmite de una persona a otra. Todas esas muestras de cariño me impulsan a compartir lo que me gusta y me hace crecer como ser humano.

Quiero inspirar a la gente a meterse a la cocina, a descubrir el placer que es tocar las diferentes texturas, a enamorarse de los ingredientes y a entender que eso no te convierte en esclavo, sino en una estrella. Entrar en contacto con la naturaleza, aprender de las bondades de las plantas y adentrarse en la cocina es un placer que me gustaría contagiarles.

La intención es que éste sea un libro práctico, que lo abras en la página que sea, sin necesidad de leerlo de corrido, y que encuentres algo que te sorprenda: una receta, una idea, un remedio casero, una frase.

Creo totalmente que es posible vivir de una manera sana, sencilla y divertida; organizarte, disfrutar la cocina y descubrir sabores que antes no te eran familiares; ampliar tu abanico de ingredientes para nutrir cuerpo y alma. La vida es demasiado corta como para quedarte con el menú de todos los días o para pedir comida a domicilio.

Siempre he tenido una obsesión con los libros de cocina, me encanta saber qué es lo que come la gente. Mis hijas creen que estoy loca porque siempre les digo que me cuenten qué comieron y qué llevaron sus amigos. Cuando van a casa de alguien a comer siempre les pregunto qué hubo y con qué lo combinaron. Me fascina imaginarme los platillos. Cuando vamos a un restaurante siempre me fijo en el plato de quien tengo al lado. Me gusta leer sobre comida, ingredientes, sus propiedades, cómo cambian el humor e influyen en el estado anímico y de salud de las personas para bien o para mal.

Aunque hoy en día podemos ver tutoriales en YouTube o leer una receta en internet, la sensación de tener un libro en tus manos, embarrado de la masa o el chocolate que usaste para las galletas, no tiene comparación. Quiero que tengas esa sensación en tu cocina, que este libro te inspire, pero que también sea práctico para ti. Por eso, las recetas son fáciles de preparar. Hay muchos libros llenos de recetas y procesos o ingredientes complicados, que lejos de invitarte a cocinar te dejan sólo con las ganas de admirar la foto. En cambio, a mí me interesa que vivas el libro y pongas en práctica las recetas, que te inspire a disfrutar la comida y te anime a probar ingredientes con los que no habías cocinado antes y a preparar tus propios alimentos.

Espero que te animes a tirar el microondas y a volver a tus raíces. Creo que ahí está el principio de la salud y el comienzo de una vida mucho más tranquila y placentera. Yo sigo buscando, leyendo y aprendiendo todos los días. Uno de mis placeres sigue siendo la comida, pero ahora la preparo y la elijo con conciencia, con intuición y escuchando a mi cuerpo para disfrutarla al máximo. No hago dietas, no tengo un plan restringido ni cuento calorías, pero sí como lo que me nutre, lo que me gusta y busco los mejores ingredientes. Disfruto la comida sin ansiedad y he aprendido que cualquier alimento con una buena compañía es más nutritivo.

Asimismo, estoy de acuerdo con la idea de que "somos lo que comemos", por lo cual también te contaré algunas experiencias que han sido esenciales para mi bienestar integral: dormir bien, estar en contacto con la naturaleza y con los que amo, bajar mis niveles de estrés, salir unos minutos a tomar el sol todos los días, moverme, practicar la gratitud y meditar. Todo esto (y pondría meditar como lo más importante de todo) te ayuda a estar en balance y a tener una mente más clara y serena.

Así pues, este libro resume mi experiencia en la búsqueda del bienestar. Me tomó muchos años de prueba y error llegar a apreciar ciertos remedios caseros o hábitos que nos han ayudado a mí y a mi familia. Continúo, por supuesto, en el proceso. Aprendo cada día. Espero que este libro te sirva para conocer posibles soluciones de manera más rápida, certera y holística. Que te ayude a sentirte mejor, a ser más feliz y a reconectar con tu cuerpo, tu sabiduría interna y tu amor propio.

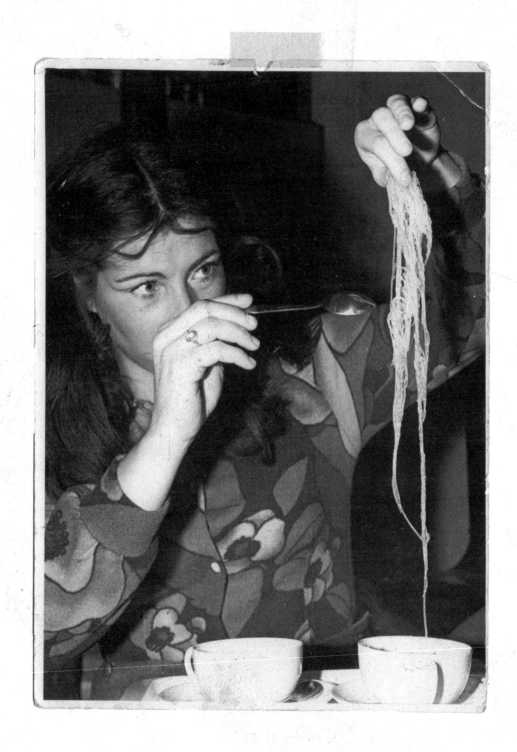

Gracias, mamá

Heredé de mi mamá el amor por la cocina y el gusto por hacer las cosas desde el principio. Como ella era artista plástica hacía que sus platillos parecieran una obra de arte. Hace nueve años que no está con nosotros, y hoy me doy cuenta de que empecé a cocinar por la necesidad de sentirla cerca.

La cocina para mí es un espacio en donde me conecto con ella. Solía decorar sus pasteles con flores, hacía muchos inventos, nos consentía cocinando; por ello nunca me gustó la idea ochentera de comprar la cajita de pastel, echarle dos huevos y ya. Me gusta incluso hacer la harina desde cero. Hacer las cosas *from scratch*. Mi madre coleccionaba libros de recetas, de esos enormes y brillosos; yo me dormía con ellos. Era una terapia que ella me heredó. Mi mamá miraba por horas y marcaba la receta que luego preparábamos el fin de semana. Siempre suplía los ingredientes; fresas por ciruelas, o cardamomo por canela, y así íbamos transformando la receta. Eso es ahora un hábito dentro de la cocina para mí. Este amor no fue algo planeado. De pronto me di cuenta de que la cocina se convirtió en un espacio sagrado. Este libro es para ti, Mamusiu. Estás en cada una de sus páginas.

Este libro es para ti, Mamusiu.
Estás en cada una de sus páginas.

PANQUÉ DE CIRUELAS

Esta receta me recuerda mucho a mi mamá. Cada que es temporada de ciruelas (entre mayo y septiembre) lo hago porque es delicioso, muy sencilla y funciona perfecto para consentirte un domingo por la mañana en el desayuno… y si sobra lo puedes guardar y usar para el lunch de tus hijos o llevártelo al trabajo.

6 – 8 personas | 1 hora

- 1 taza de ciruelas frescas rojas
- ½ taza de aceite de coco orgánico
- 1 cucharada de extracto de vainilla natural
- 2 huevos orgánicos
- 1 taza de harina de arroz de yuca o tapioca
- 1 taza de harina de arroz blanca orgánica
- 1 cucharada de sal
- 1 cucharada de canela en polvo
- 1 taza de leche, sin endulzar
- 1 cucharada rasa de polvo para hornear
- 1 taza de azúcar orgánica o de coco
- 1 cucharada de ralladura de limón amarillo o verde (opcional)

Precalienta el horno a 170 °C.

Parte las ciruelas por la mitad para deshuesarlas y resérvalas.

Derrite el aceite de coco y mezcla con todos los ingredientes húmedos en un bowl y los polvos en otro.

Integra los ingredientes húmedos al recipiente de las harinas. Una vez que estén bien integrados, añade las ciruelas.

Engrasa ligeramente con aceite de coco un molde de panqué o usa papel encerado para evitar que se pegue.

Vierte la mezcla a ¾ partes del molde y hornea por 40 minutos aproximadamente, hasta que entre un palillo y salga seco.

Una vez que esté frío, puedes sacarlo del molde, y si quieres espolvorea un poco de azúcar glass.

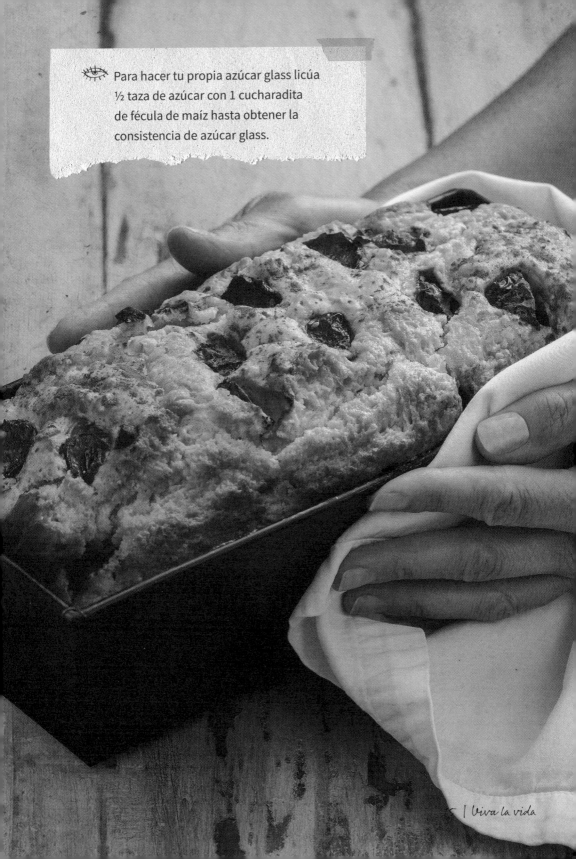

👁 Para hacer tu propia azúcar glass licúa
½ taza de azúcar con 1 cucharadita
de fécula de maíz hasta obtener la
consistencia de azúcar glass.

Viva la vida

Puedes acompañarlos
de fresas, moras, crema
de almendras o miel.

Puedes usar también
extracto de limón natural.

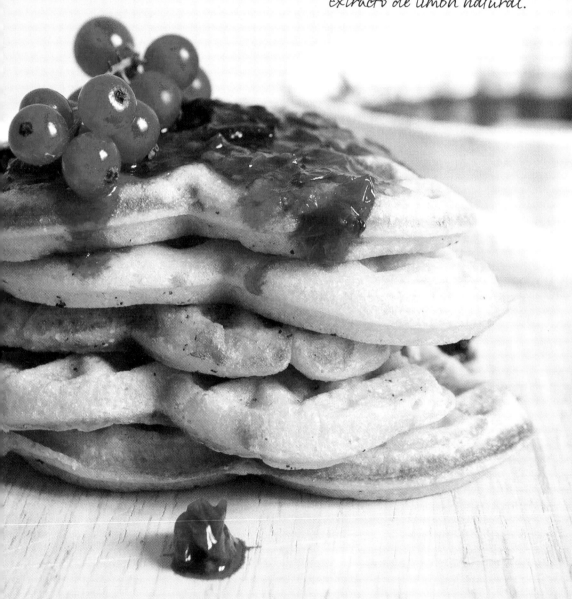

HOT CAKES

2 personas | 20 minutos

½ taza de harina de almendra
1 cucharada de harina de coco
1 gota de aceite esencial de limón
½ cucharadita de polvo para hornear
2 cucharadas de queso ricotta o requesón, sin sal
1 cucharada de miel de abeja o de maple
2 huevos orgánicos
   unas gotas de extracto de vainilla natural
   una pizca de sal
1 cucharadita de aceite de coco o mantequilla para cocinarlos en el sartén
1 cucharadita de linaza o chía (opcional)

Mezcla todos los ingredientes excepto el aceite de coco.

Engrasa un sartén caliente con el aceite y vierte un poco de la mezcla.

Cocina los hot cakes a fuego medio y voltea cuando se hayan ponchado todas las burbujas que se le hayan formado encima.

 Si usas el aceite esencial, debe ser de grado alimenticio, checa que sea muy puro, porque no todos se pueden consumir.

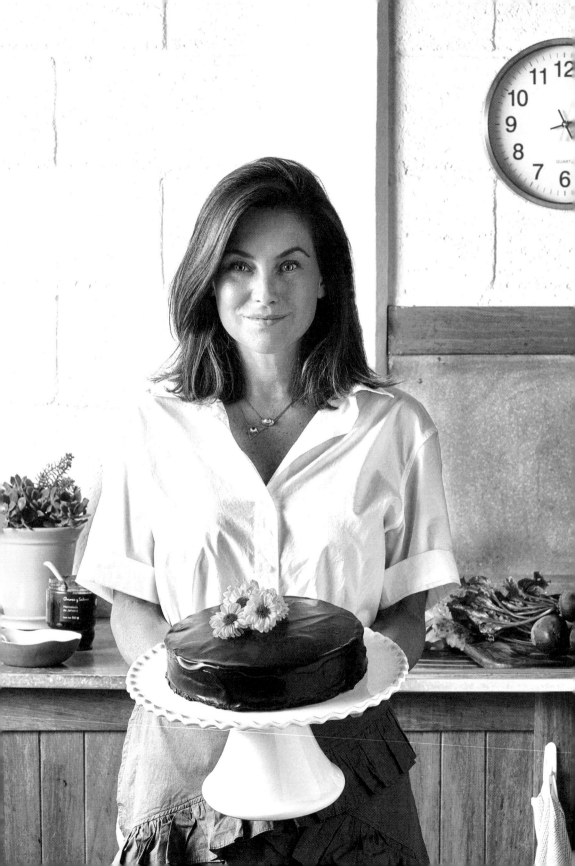

Mi mamá nos hacía un PASTEL DE CHOCOLATE delicioso que adornaba con flores y betún o azúcar glass, y a veces lo partía por la mitad y le ponía betún o mermelada en medio. Nos encantaba, era el típico pastel de cumpleaños.

Nunca supe la receta, pero el día que me puse a EXPERIMENTAR opciones sin usar granos para hacer un pastel, me encantó el resultado. Incluso les gustará a los niños (mientras no vean el betabel, por supuesto).

Puedes decorarlo con betún o crema dulce por encima o servirlo con mermelada de jamaica o cualquiera que sea un poco acidita.

PASTEL DE CHOCOLATE Y BETABEL

1 pastel | 8 porciones | 35 minutos

- **3** tazas de betabel cocido con cáscara (4 betabeles chicos o 3 grandes aproximadamente)
- **½** taza de aceite de coco o mantequilla derretida
- **4** huevos orgánicos
- **½** taza de miel de maple
- **1** cucharada de vainilla
- **1** cucharada de bicarbonato de sodio
- **¼** de cucharadita de sal
- **¼** de cucharadita de canela
- **½** taza de cocoa
- **⅓** de taza de harina de coco

Precalienta el horno a 170 °C.

Una vez cocidos los betabeles, deja que se enfríen, retira la cascara y córtalos en pedazos.

En un procesador de alimentos, vierte los betabeles hasta que se haga un puré y agrega los demás ingredientes, dejando al final la harina de coco.

Engrasa un molde de 9 o 10 pulgadas de diámetro con mantequilla y espolvorea muy bien con harina de coco, para que no se pegue.

Sacude el molde retirando el exceso de harina y vierte la mezcla. Hornea por 45 minutos aproximadamente, checando que salga un palillo fácilmente de la mitad del pastel.

Deja que se enfríe y decora con azúcar glass, o con cuidado pártelo por la mitad horizontalmente y unta una capa de mermelada o crema dulce.

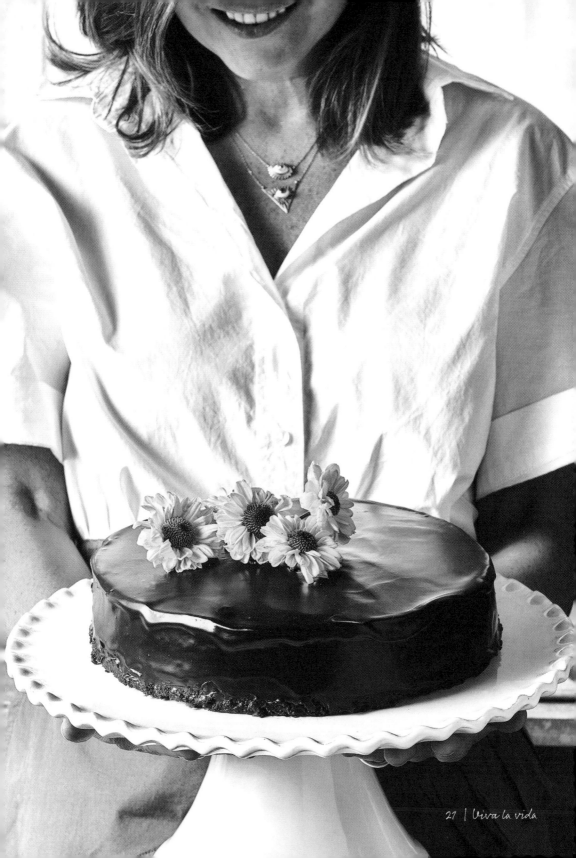

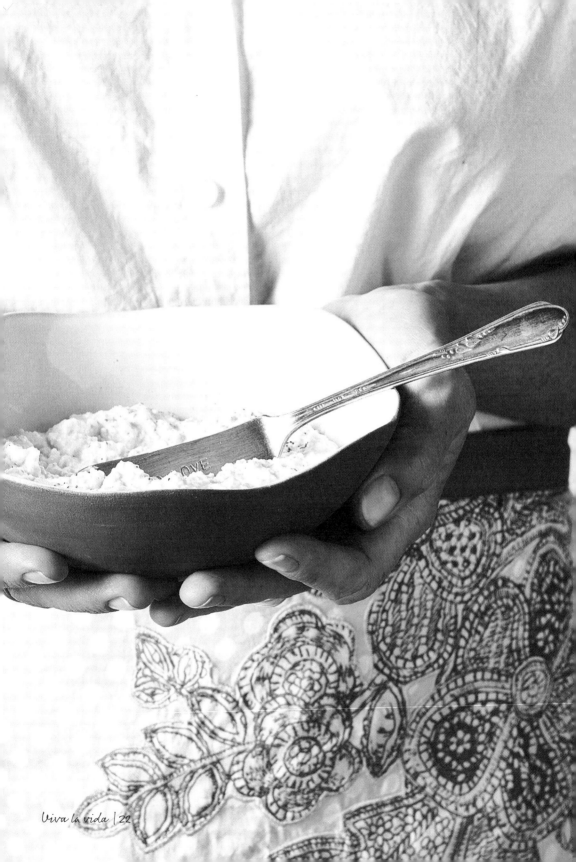

CREMA DULCE

1 taza | 10 minutos + tiempo de congelación

Me gusta la textura de esta crema y el balance entre la acidez del limón y el queso de cabra con la cremosidad del ricotta y la crema.

Es deliciosa para acompañar pasteles de chocolate, muffins de zanahoria, pan de calabaza, o algún postre que se lleve bien con crema.

Cocinar con aceites esenciales es muy conveniente, porque concentran el sabor en muy poca cantidad. Lo fundamental es que sean orgánicos, de grado comestible.

½ taza de queso ricotta

2 cucharadas de crema, orgánica si es posible

2-3 gotas de aceite esencial de limón

½ cucharadita de vainilla

3 cucharadas de queso de cabra suave, blanco

1 cucharada de miel de maple, o de monk fruit o ¼ de polvo natural de stevia

Coloca todo en un bowl y bate con un tenedor, empezando por el queso ricotta, el de cabra y después los demás ingredientes.

Se puede usar jugo de limón, sólo ajusta el sabor para no pasarte; unas 10 gotas serán suficientes.

 Si consigues limones orgánicos puedes agregar una mínima cantidad de ralladura de la cáscara. De 1 a 2 dos pizcas bastarán para darle sabor pero no volverla amarga.

SOPA FRÍA DE BETABEL

4 personas | 1 hora

3	betabeles medianos
1	pepino, sin piel ni semillas
2	tazas de leche de coco o almendra
1	taza de agua
3	cucharaditas de mostaza
⅓	de taza de vinagre balsámico
⅓	de taza de cebolla picada
½	limón amarillo, más al gusto
1	cucharada de aceite de oliva
	sal de mar y pimienta negra al gusto

Limpia bien los betabeles y cuécelos en agua hirviendo hasta que estén suaves. Retírales la cáscara.

Ralla uno de los betabeles y reserva. Esto le dará textura a la sopa.

Licúa todos los ingredientes menos el aceite de oliva, ése agrégalo después de licuar.

Sazona a tu gusto y revisa que la consistencia no sea demasiado líquida pero que no parezca puré.

Sirve fría.

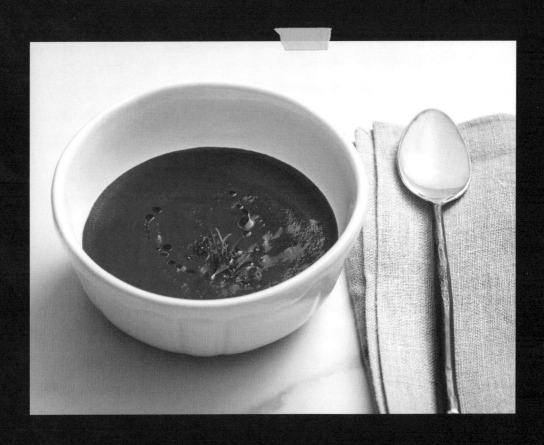

Cada mañana

Tu día depende mucho de cómo decidas empezarlo. A mí me funciona empezar con calma pero cumpliendo a diario lo que me mantiene en equilibrio y me hace sentir bien.

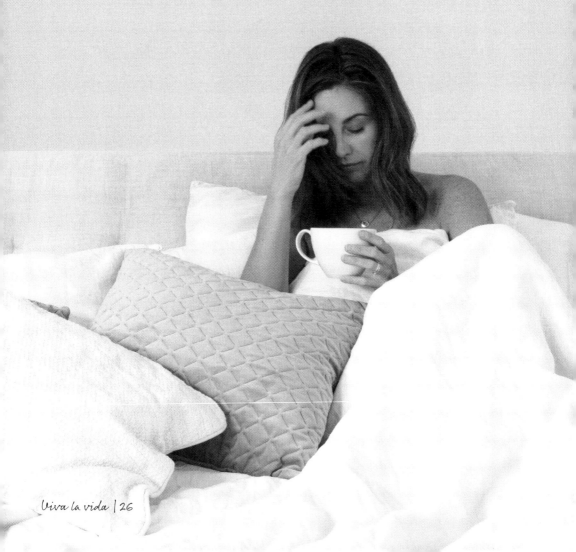

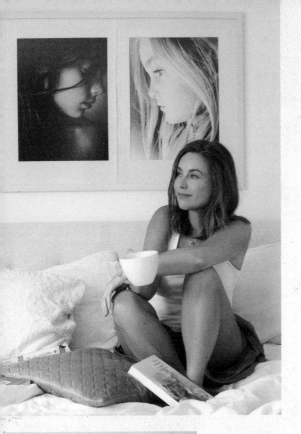

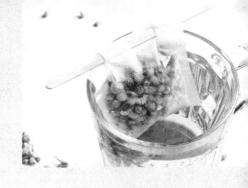

Estos son "mis rituales":

Al despertar, tomar agua tibia con limón.

Estirar.

Mover el cuerpo.

Meditar o hacer respiraciones conscientes, yoga, etcétera.

Tomar agua pura.

Un jugo verde por la mañana o en el transcurso del día.

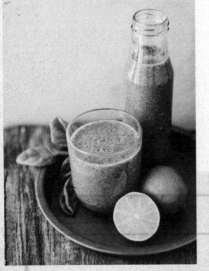

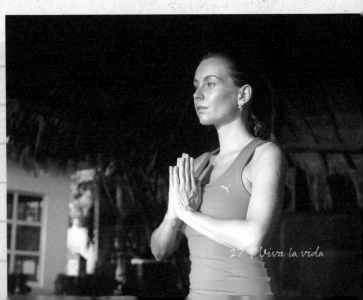

AGUA CON LIMÓN

Tan simple como exprimir un limón a
un gran vaso o taza de agua tibia.

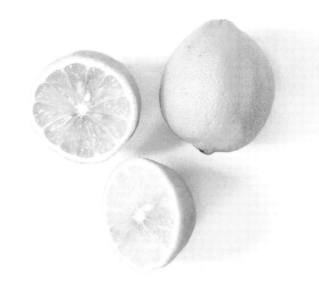

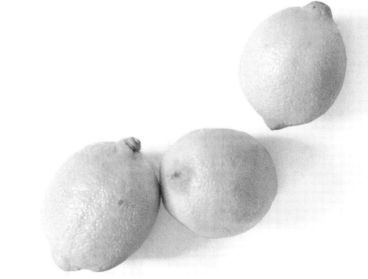

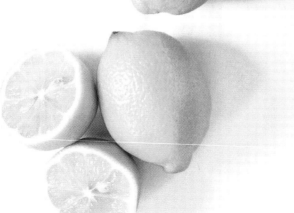

*Disfrútalo
cada mañana.*

PARA TOMAR AL DESPERTAR Y ANTES DE COMIDAS

1 taza | 10 minutos

1 taza de agua
1 pizca de pimienta de Cayena
1 cucharadita de vinagre de manzana orgánico
  cúrcuma fresca rallada o en polvo al gusto
  jugo de limón al gusto
  jengibre al gusto (yo rallo el jengibre fresco y le exprimo el jugo, como una cucharadita)
  miel cruda o stevia (opcional)

Calienta el agua a la temperatura que más te guste.

Agrega todos los ingredientes, revuelve y deja reposar por 5 minutos antes de tomar.

Disfruta.

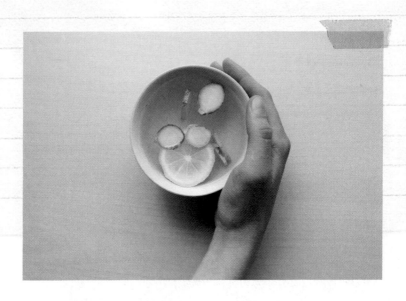

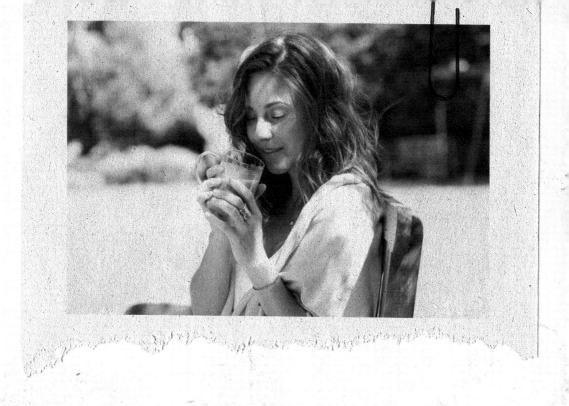

MATCHA CALIENTE

Me encanta el té matcha porque te ayuda a tener muchísima energía.

1 taza | 5 minutos

- **1** **cucharadita de matcha en polvo**
- **½** **taza de leche de almendra**
- **1** **taza de agua hirviendo**
  miel de maple o stevia al gusto

Puedes usar una escobilla tradicional de bambú, o una espumadera de pilas, que son ligeras y perfectas para viajes, o licuar todos los ingredientes.

MATCHA FRAPPÉ

1 taza | 10 minutos

- **1** cucharadita de matcha puro
- **5** hielos
- **1** cucharadita de extracto de vainilla natural
- **1** taza de agua de coco o agua natural
  un chorrito de leche de coco o almendra
  stevia al gusto

Mezcla todos los ingredientes en la licuadora y… ¡listo!

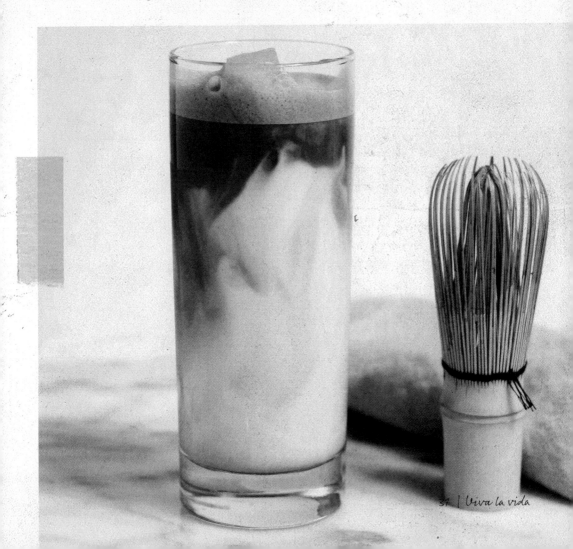

LECHE DORADA

2 tazas | 10 minutos

- 2 **tazas de leche de almendra o coco**
- 1 **cucharadita de cúrcuma**
- ½ **cucharadita de canela en polvo**
- 1 **cucharadita de miel de abeja**
- ½ **cucharadita de aceite de oliva**
- 1 **pimienta negra**

Licúa todos los ingredientes.

Vierte en una olla pequeña y calienta por 3-5 minutos sin dejar hervir.

Bebe caliente.

MASALA CHAI CASERO

2 tazas | 15 minutos

- 2 **tazas de agua**
- 1 **raja de canela o 1 cucharada de canela en polvo**
- 1 **cucharada de cardamomo en polvo o en semilla**
- 1 **pizca de pimienta**
- 1 **cucharada de jengibre en polvo o 1 cm de jengibre fresco, pelado rallado**
- 1 **cucharada de clavo**
- 1 **cucharada de té de limón o una bolsita de té verde**
- 1 **taza de leche de almendra o coco**

En una olla, agrega dos tazas agua y las especias.

Hierve la mezcla por 5 minutos y apaga el fuego.

Agrega una bolsita o 1 cucharada té verde. Deja infusionar la mezcla. Agrega después una taza leche de almendra o coco y vuelve a calentar. Si deseas, añade stevia.

Cuélalo o guárdalo en el refrigerador con todas las especias para usarlo al día siguiente.

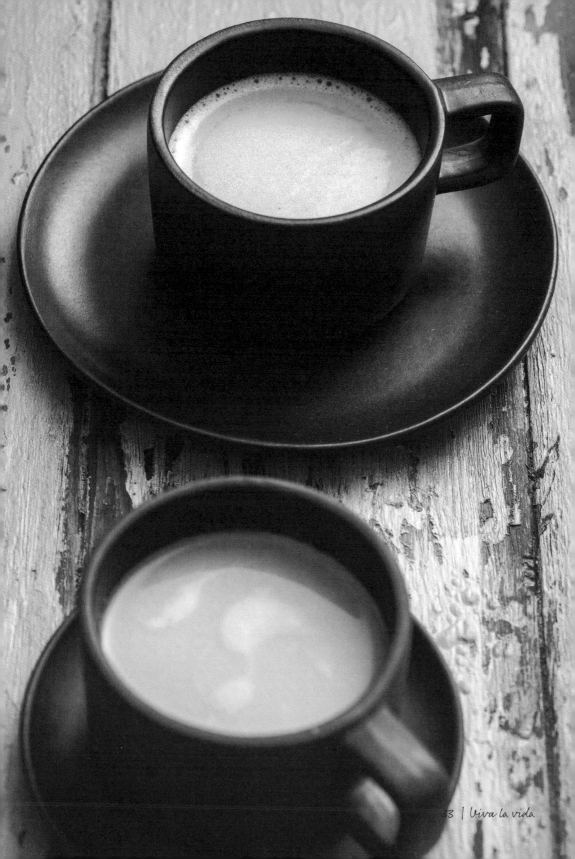

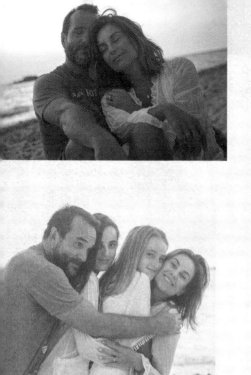
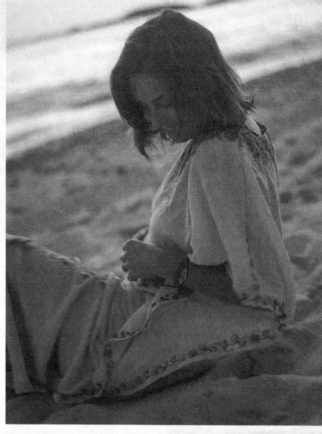
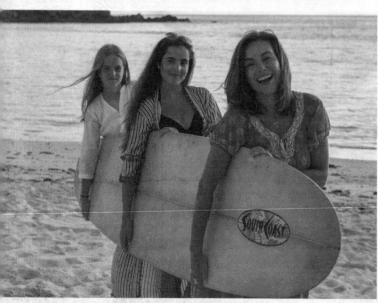
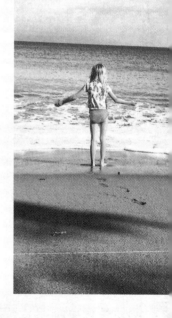

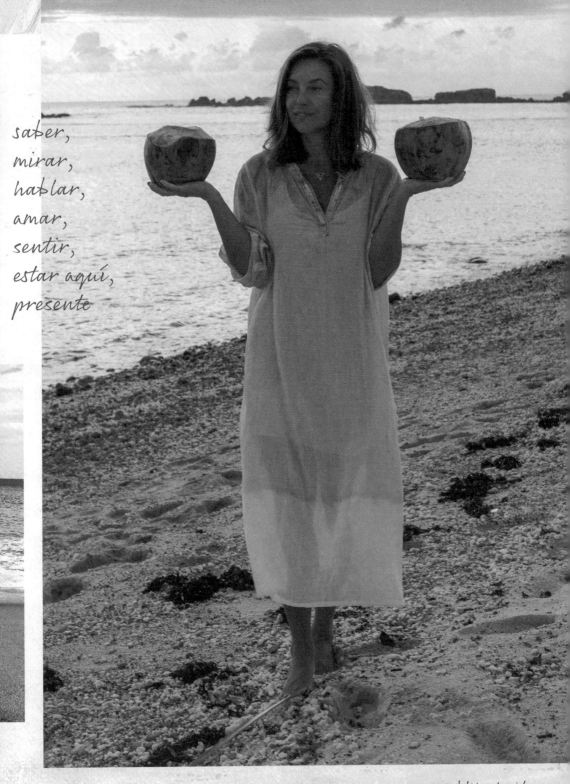

saber,
mirar,
hablar,
amar,
sentir,
estar aquí,
presente

Mi AVENA FAVORITA

Ésta es una perfecta solución para tener listo tu desayuno si llevas prisa por la mañana, para llevarte algo a la escuela, al trabajo o de viaje, que puedes preparar la noche anterior.

1 persona | 5 minutos + 1 noche de reposo

- ⅓ **de taza de avena**
- ⅔ **de taza de agua**
- 1-2 **cucharadas de miel de abeja, miel de maple o stevia**
  canela al gusto
  cardamomo en polvo al gusto
  leche de almendra, de vaca o de coco al gusto (opcional)

En un frasco o bowl individual con tapa (si te lo vas a llevar) pon la avena, previamente lavada para enjuagar un poquito su almidón natural. A mí me gusta enjuagar siempre los granos con agua limpia en un colador de malla fina.

Agrega el agua, la canela, el cardamomo y endulza con stevia o miel.

Revuelve bien y déjalo tapado en el refrigerador durante toda la noche.

En la mañana, mezcla la avena que ya debe haber esponjado y agrega un poco de leche, la que prefieras, prueba y ajusta si la quieres con más canela, miel y agrega encima los toppings.

TOPPINGS: almendras picadas, chía, nueces picadas, cacao nibs, linaza, coco rallado.

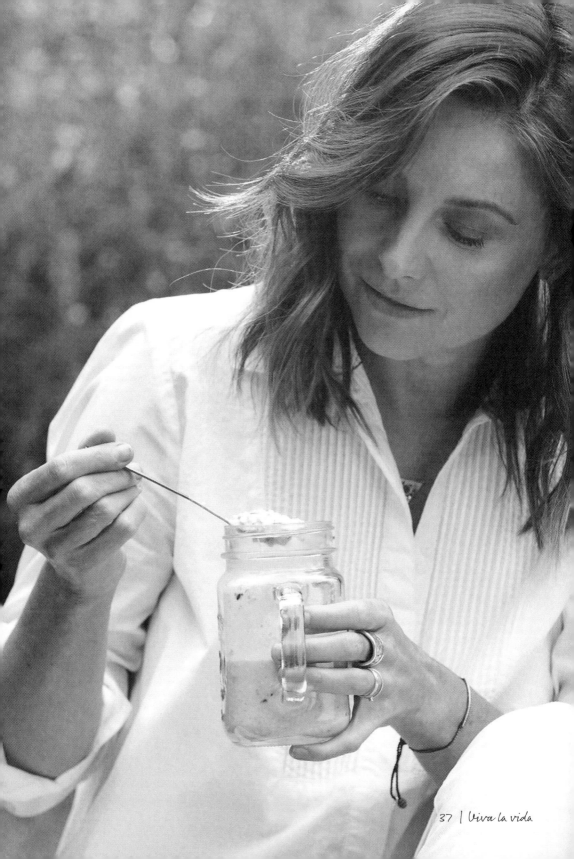

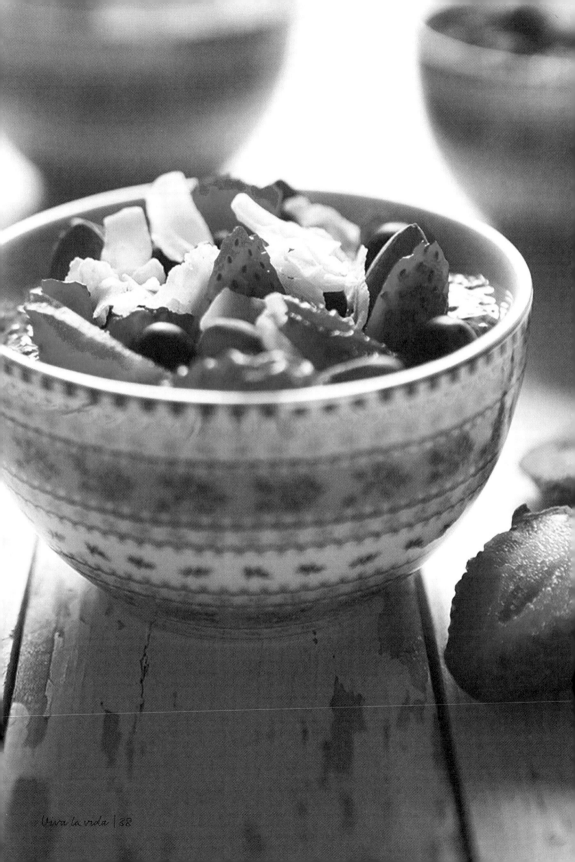

PUDDING DE CHÍA

1-2 personas | 10 minutos + tiempo de reposo

- 1¼ **tazas de leche de almendra o de coco**
- 4 **cucharadas de chía**
- 1 **cucharada de miel o 1 sobre de stevia o stevia en gotas**
- 1 **chorrito de extracto de vainilla natural**
- 1 **bolsita o 1 cucharada de té verde**
- ½ **taza de fresas, cortadas en cubitos**
- ¼ **de taza de nueces picadas (pecanas, de Castilla o almendras)**
- 1 **cucharada de coco deshidratado, rallado y sin azúcar (opcional)**

Mezcla vigorosamente la leche de almendras con la chía, la vainilla y el endulzante de tu elección.

Vierte la mezcla en copas, pequeños bowls o frascos y refrigérala por 30 minutos, hasta que la chía absorba el líquido y tenga consistencia de pudín. Incluso la puedes dejar en el refri durante la noche.

Cuando lo vayas a comer agrega la fruta, las nueces y el coco rayado. Puedes agregar una cucharada de cacao natural para hacerlo de chocolate.

Hierve la mezcla por 5 minutos y apaga el fuego.

Agrega una bolsita o 1 cucharada de té verde.

Deja infusionar la mezcla. Agrega después una taza de leche de almendra o de coco y vuelve a calentar. Si deseas, añade stevia.

Cuélalo o guárdalo en el refrigerador con todas las especias para comerlo al día siguiente.

MUFFINS DE ZANAHORIA

La ventaja de combinar harinas es que aprovechas diferentes propiedades de cada una. La harina de yuca no tiene gluten y la harina de almendra y pepita le aportan nutrientes y le dan muy buena consistencia.

6 – 9 muffins | 40 minutos

1 **taza de harina de yuca**
1 **taza de harina de almendras**
½ **taza de harina de pepitas**
1 **cucharada de polvo de hornear**
¼ **de cucharadita de sal**
1 **cucharada de canela en polvo**
½ **cucharadita de cardamomo en polvo**
2 **plátanos maduros, machacados**
2 **tazas de zanahoria, en ralladura fina**
¾ **de taza de nueces, partidas a la mitad**
½ **taza de pasas**
½ **taza de aceite de coco, derretido**
½ **taza de miel de maple orgánico**
½ **cucharadita de jengibre rallado o en polvo (opcional)**

☆ En un molino de café o molcajete, muele pepitas verdes naturales, sin cáscara, para obtener la harina de pepitas.

Precalienta el horno a 180 °C.

Mezcla todos los ingredientes secos en un recipiente grande y luego agrega los demás, sin revolver demasiado, sólo lo necesario para que se integre todo.

Coloca la mezcla en moldes de panqués, llenándolos a un poco más de la mitad.

Hornéalos de 25 a 30 minutos, deja enfriar y ¡listo!

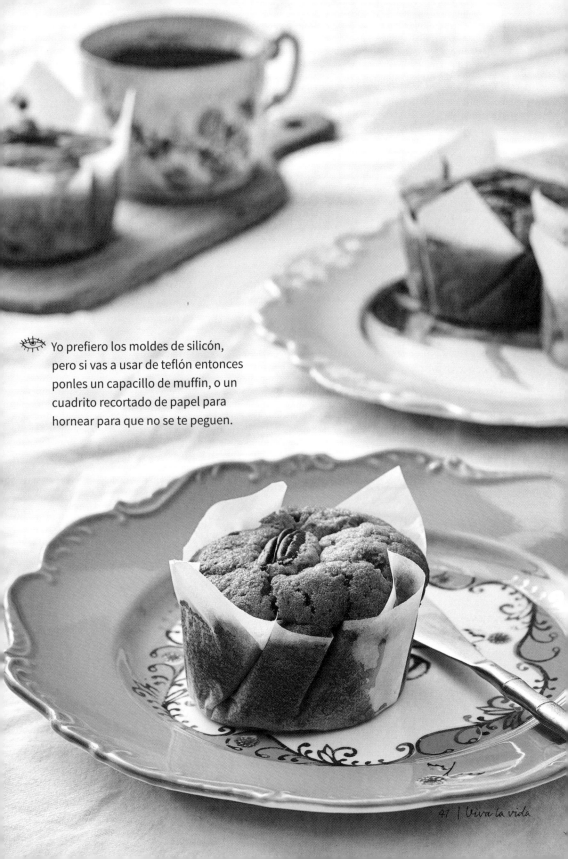

Yo prefiero los moldes de silicón, pero si vas a usar de teflón entonces ponles un capacillo de muffin, o un cuadrito recortado de papel para hornear para que no se te peguen.

MUFFINS DE CAMOTE

Estos muffins están hechos con camote, lo que les da una consistencia y sabor deliciosos. Son perfectos para disfrutar antes de hacer ejercicio, para el lunch de los niños o para llevarlos de viaje.

6 – 9 muffins | 2 horas 50 minutos

- 1½ tazas de camote
- 1 huevo batido
- ½ taza de yogurt natural
- ¼ de taza de aceite de coco orgánico, derretido
- ½ taza de miel de maple, orgánica o de abeja (raw) (si te gustan dulces utiliza ¾ de taza)
- 1 cucharadita de extracto de vainilla natural
- 1 taza de harina de yuca
- ½ taza de harina de coco
- 1 pizca de sal
- 1 cucharadita de polvo de hornear
- 1 cucharada de all spice (mezcla de especias)*
- 2 cucharadas de semillas de amapola (poppy seeds) (opcional)
- 1 taza de nueces pecanas, en trozos (opcional)

* Para hacerla en casa combina canela, clavo, cardamomo, jengibre en polvo y nuez moscada. Utiliza las que tengas, que en conjunto sumen una cucharada.

Primero, o el día anterior, pon a hornear un camote mediano, hasta que esté suave, aproximadamente 2 horas a 200 °C. Déjalo enfriar y quita la cáscara… ¡no la tires!

Precalienta el horno a 180 °C.

Mide aproximadamente 2 tazas de camote, sin cáscara. Machácalo un poco y revuélvelo con los ingredientes húmedos.

Por separado mezcla las harinas, la sal, las especias y el polvo de hornear, y después vierte los ingredientes húmedos en la mezcla. Revuelve bien, pero no demasiado, porque se harán duros. Al final agrega las nueces.

Usa moldes de silicón sin engrasar; si no tienes engrasa los moldes que tengas, o usa capacillos para muffins. (Busca los de cera, sin colorantes.)

Llénalos a un poco más de la mitad y hornea por unos 40 minutos, checa con un palillo que estén cocidos por dentro.

Deja enfriar y disfruta.

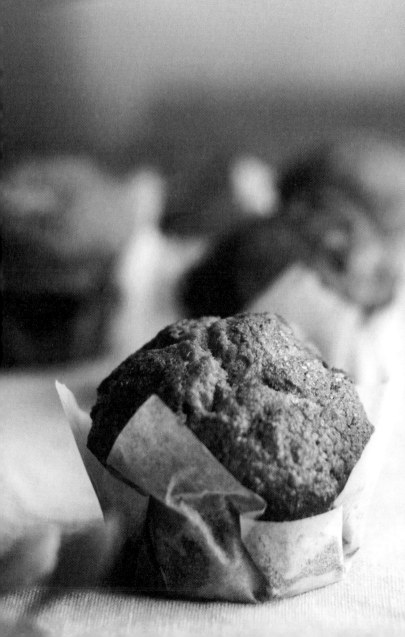

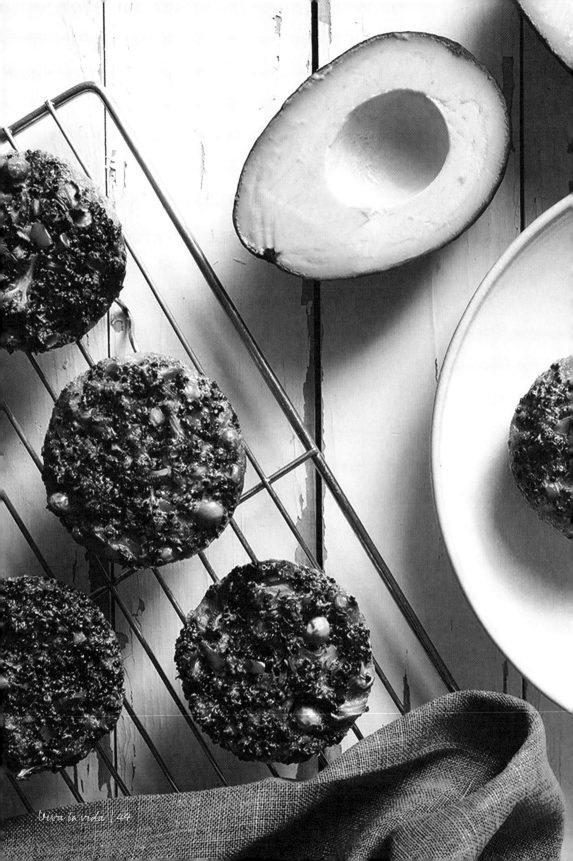

MUFFINS DE QUINOA

Estos muffins son salados; me encantan porque son diferentes, y puedes llevarlos de viaje, para un lunch o comida ligera. Acompañados de aguacate y ensalada tendrás una comida nutritiva; para un brunch son buenísimos y muy originales.

6-9 muffins | 35 minutos

¼ de taza de cebolla, finamente picada

2 cucharadas de aceite de coco, derretido

1 taza de quinoa cocida

4 huevos, ligeramente batidos

¼ de taza de cada una de estas verduras picadas finamente: calabaza, chícharo, brócoli, elote, aceituna y cilantro o cebollín

1 pizca de sal y de pimienta

Precalienta el horno a 180 °C y prepara una charola para muffins (las de silicón son ideales).

En un sartén saltea la cebolla con el aceite de coco y agrega las verduras hasta que se suavicen un poco.

En un bowl combina la quinoa con las verduras salteadas, sal y pimienta. Agrega los huevos y mezcla bien.

Divide la mezcla en 6 o 9 muffins, dependiendo del tamaño de tu molde. Recuerda que van a crecer un poco, así que llénalos a ¾ del molde.

Hornea por 25 minutos y listo.

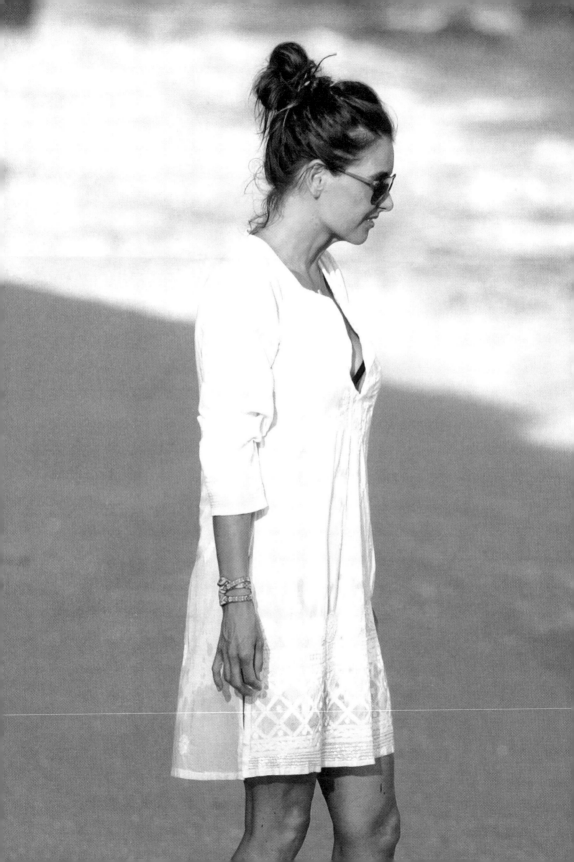

LOS MEJORES DOCTORES:
sol, agua, descanso,
aire, ejercicio y risa.

MUFFINS DE PLÁTANO CON CHISPAS

Estos muffins son mis favoritos, son una tradición de fin de semana y generalmente hago muchos. Duplico la receta para que queden para el lunch de mis hijas porque se conservan perfectos unos 4 días… si es que no vuelan antes.

6 – 9 muffins | 40 minutos

- ½ **taza de harina blanca orgánica o de coco**
- 1 **taza de harina de almendra**
- 1 **pizca de sal de mar**
- 1 **cucharadita de polvo para hornear**
- 1 **cucharadita de extracto de vainilla natural**
- 3 **plátanos grandes, machacados**
- ½ **taza de aceite orgánico de coco, derretido**
- 4 **huevos**
- ½ **taza de miel de maple orgánica**
- ½ **taza de chispas de chocolate orgánico, semiamargo**
- 1 **gota de aceite esencial de limón y otra de canela (opcional, pero delicioso)**

Precalienta el horno a 180 °C.

Mezcla en un bowl todos los ingredientes secos.

En otro recipiente mezcla los ingredientes húmedos y posteriormente intégralos a los secos, sin revolver demasiado porque eso hará que la mezcla se ponga dura. Si está demasiado seca, agrega un poco de leche (de almendra o de arroz).

Agrega las chispas de chocolate y coloca la mezcla en moldes de muffins. Llena tus moldes a un poco más de la mitad, porque van a crecer.

Hornea por media hora aproximadamente y ¡listo!

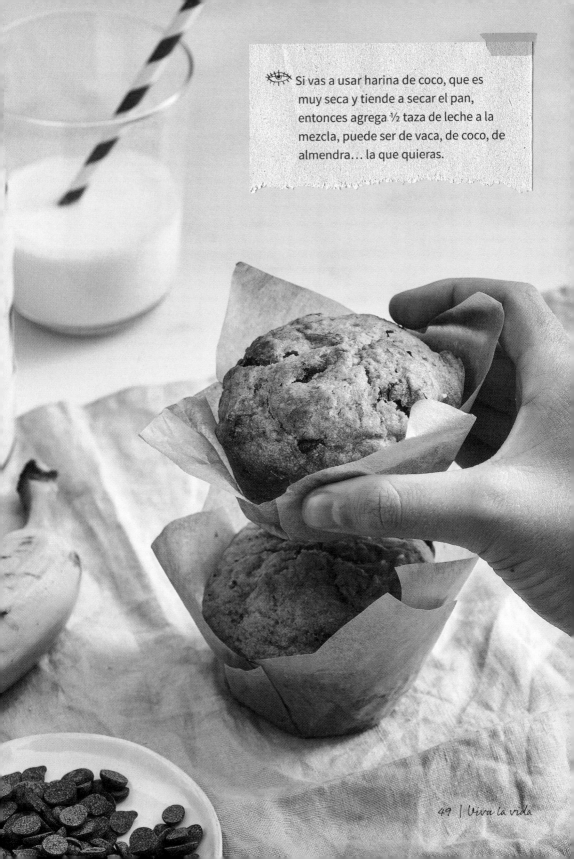

👁 Si vas a usar harina de coco, que es muy seca y tiende a secar el pan, entonces agrega ½ taza de leche a la mezcla, puede ser de vaca, de coco, de almendra… la que quieras.

Nutrir el alma

Las cosas más simples adquieren un sentido
y un significado especial cuando tú se los
das; cuando haciéndolas te sientes feliz,
regresas a tu centro. Tienes paz.

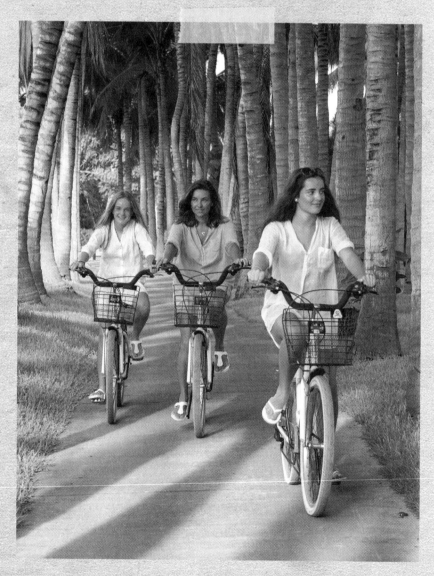

Me nutre:

Pasar tiempo con mis hijas y estar presentes en lo que estemos haciendo.

....

Hacer algo romántico, como cocinar desde cero unos ravioles con mi esposo.

....

Armar un rompecabezas el fin de semana.

....

Ir al bosque o al museo en familia.

....

Reír a carcajadas con mis amigos.

....

Salir al pasto 20 minutos, con los pies descalzos.

....

Hacer un ayuno intermitente.

....

Hacer algo por los demás, por el planeta.

¿Qué le da
SENTIDO a tu día?

"El problema es que crees que tienes tiempo."
Buda

Hacer RAVIOLES es algo que disfruto mucho en _familia_ y que hacemos en ocasiones especiales, los fines de semana, después de venir del mercado, de donde traemos queso ricotta fresco, las lechugas para la ensalada que acompañará los ravioles, las hojas de salvia, mantequilla fresca de Valle de Bravo, así que es todo un acontecimiento y la cocina se vuelve un caos.

Ponemos música, a veces abrimos una botella de vino tinto y nos dividimos las tareas; yo hago la mezcla de la harina (que perfeccionamos a base de muchas pruebas y errores) para lograr una masa _gluten free_. Fabián es buenísimo haciendo que la textura de la pasta sea PERFECTA. Hacemos los rellenos, y entre todos pegamos los ravioles. La parte fastidiosa es limpiar la cocina...

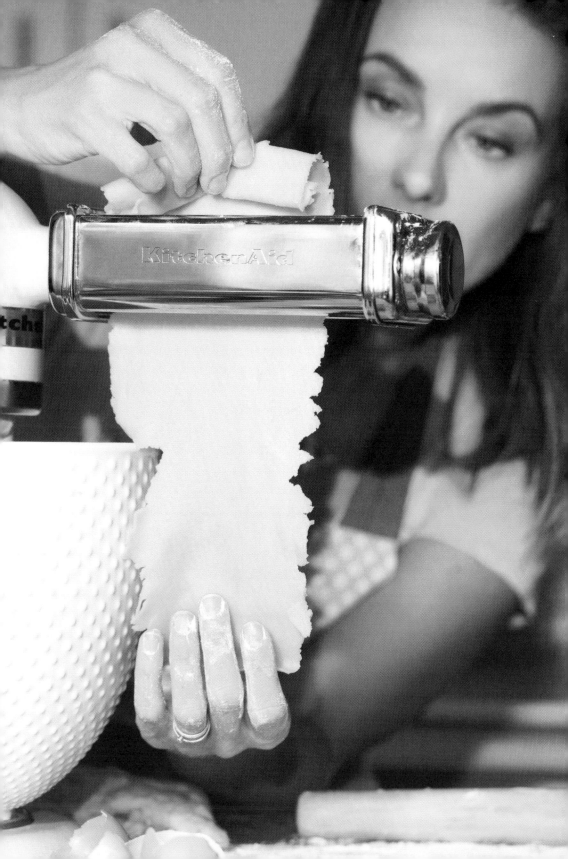

RAVIOLES CON MANTEQUILLA Y SALVIA

4 personas | 60 minutos

Primero hay que hacer el relleno. Éstos son nuestros favoritos.

CAMOTE CON CEBOLLA

1	taza de camote, previamente cocido y hecho puré
¼	de taza de cebolla, finamente picada
1	cucharada de aceite de oliva
	sal y pimienta al gusto
	nuez moscada, recién molida, al gusto

En un sartén acitrona la cebolla, agrega el camote mezclando perfectamente con la cebolla y sazona con sal, una pizca de pimienta y una de nuez moscada.

....

RICOTTA CON NUEZ

1	taza de queso ricotta de buena calidad, puedes sustituirlo por requesón
¼	de taza de nueces pecanas
	sal y pimienta al gusto

En un sartén dora levemente las nueces, sin quemarlas. Unos 3 minutos solamente.

Pícalas muy finas, casi como polvo, y mezcla con el queso ricotta; agrega sal y pimienta.

Una vez que tengas los rellenos hay que hacer la pasta.

LA MASA

El secreto de una masa sin gluten es que mezcles varias harinas diferentes en proporciones adecuadas.

⅓ de taza de harina de arroz blanco
⅓ de taza de arrurruz
½ taza de harina de tapioca o yuca
½ taza de fécula de maíz
2 cucharadas de harina de arroz dulce
½ cucharadita de sal
1 cucharada de goma guar
1 cucharada de goma xantana
4 huevos
2 cucharadas de aceite de oliva
1 olla grande con agua hirviendo con sal y aceite extra

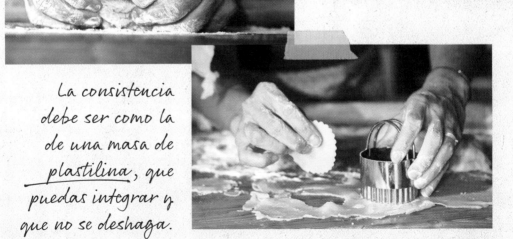

La consistencia debe ser como la de una masa de **plastilina**, que puedas integrar y que no se deshaga.

En una batidora mezcla todos los polvos con el aditamento de espátula (para mezclar harinas).

Por separado, bate ligeramente en un bowl los huevos y el aceite y con la batidora funcionando vierte despacio la mezcla líquida a velocidad media por un par de minutos. La consistencia debe ser como la de una masa de plastilina, que puedas integrar y que no se deshaga. Si está demasiado seca agrega una cucharada de agua y checa la consistencia. Todo esto se puede mezclar a mano, aunque lleva más tiempo y un poco de práctica.

Una vez que tengas la masa en una sola mantenla cubierta con un trapo limpio húmedo o una bolsa de plástico, porque se seca y no funcionará para formar los ravioles.

Toma un pedazo de masa, y con un rodillo, en una superficie de madera o mármol, espolvoreada con harina de arroz, extiende la masa formando un rectángulo que quepa en el aditamento para la pasta que se coloca en la batidora. Si no lo tienes, amasa con rodillo, hasta extender la masa lo más delgada posible sin que se rompa. Con algún utensilio circular o cuadrado forma los ravioles. Si estás usando la máquina de pasta, corta láminas delgadas (de unos 3 milímetros de ancho) y haz los ravioles con la forma que quieras; agrega el relleno en medio para dejar espacio para pegarlos.

Pasa tu dedo por agua y recorre las orillas para humedecerlas un poco y que sea más fácil de pegar. El éxito dependerá de que sean delgaditos, pero que estén súper bien pegados para que no se abran. Cada que se te acabe el pedazo de masa, ve sacando más y repitiendo el proceso, mientras la bola de masa sigue cubierta para mantener su textura.

....

Puedes hacer los dos rellenos o uno solo, para lo cual necesitaras duplicar la receta de la masa.

Una vez que tengas los ravioles hechos, necesitas colocarlos en una charola enharinada para que no se peguen y se rompan. No los encimes.

Calienta una olla grande con bastante agua con sal y dos cucharadas de aceite de oliva.

Cuando el agua esté burbujeando coloca con cuidado los ravioles con un cucharón y cocínalos por 7 minutos. Y cuando estén cocidos flotando en la superficie, saca uno por uno, poniéndolos en un plato de servir.

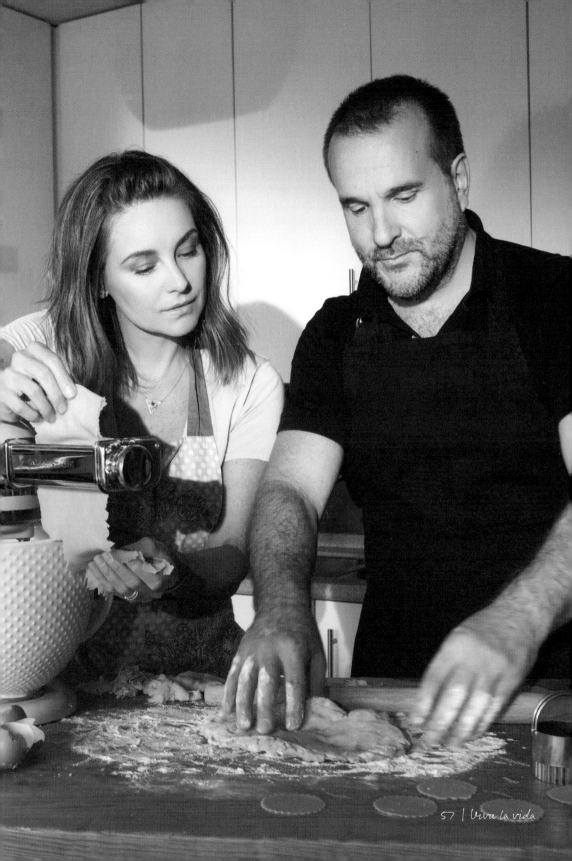

Mientras se cocinan los ravioles, prepara la

MANTEQUILLA CON SALVIA

½   **taza de mantequilla**
8-10 **hojas de salvia**

En un sartén calienta la mantequilla con las hojas de salvia y una pizca de sal, a fuego lento, cuidando que la mantequilla no se queme. Las hojas de salvia deben quedar crujientes, que es como mejor saben.

Una vez servidos, baña los ravioles con la mantequilla, agregando un par de hojas de salvia a cada plato, un toque de pimienta y parmesano reggiano al gusto.

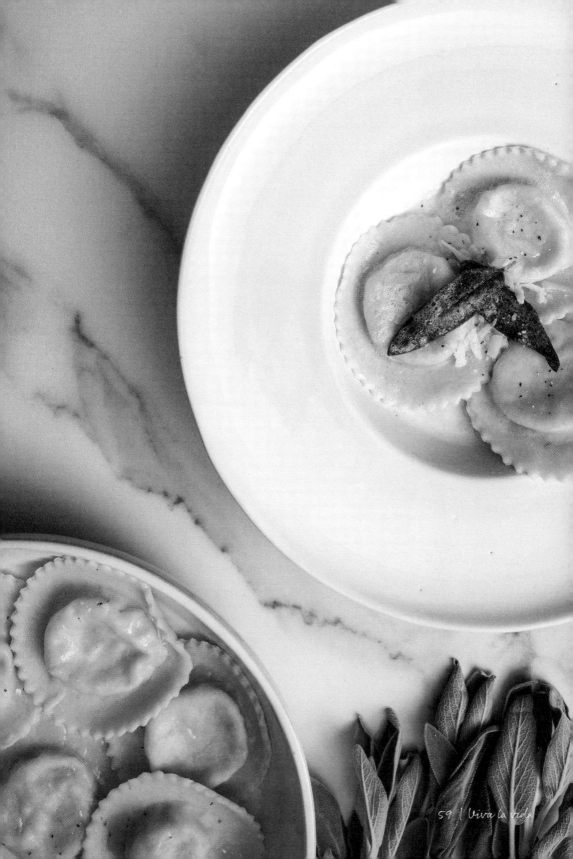

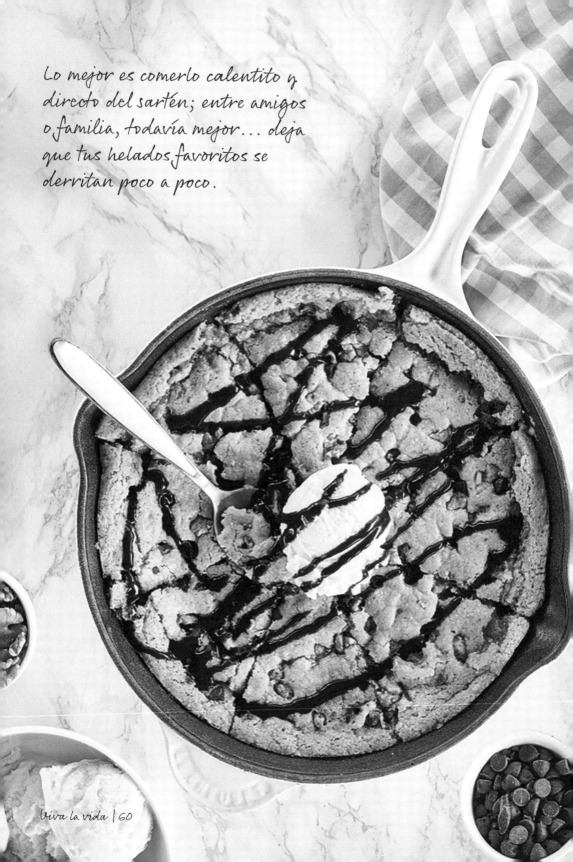

Lo mejor es comerlo calentito y
directo del sartén; entre amigos
o familia, todavía mejor... deja
que tus helados favoritos se
derritan poco a poco.

Pizzuki

Esta delicia la aprendí a hacer en casa de Liz y Lalo Casanova, que son nuestros amigos foodies y cocinan espectacular. Éste es el postre favorito de sus hijos, y es un éxito, acompañado de helado de vainilla o cardamomo… perfecto para compartir en familia, después de una comida o brunch de domingo.

4 – 6 personas | 35 minutos

- **6 cucharadas de mantequilla sin sal**
- **½ taza de azúcar**
- **⅓ de taza de azúcar morena**
- **1 huevo**
- **1 cucharadita de extracto de vainilla natural**
- **½ cucharadita de bicarbonato de sodio**
- **½ cucharadita de sal**
- **1 taza de chispas de chocolate o nueces pecanas picadas, si no te gusta el chocolate**
- **1 taza de harina de trigo**
  helado de vainilla, cardamomo o coco para acompañar, justo a la hora de servirlo

Precalienta el horno a 180 °C.

En un recipiente mezcla la mantequilla, con el azúcar morena, el azúcar blanca, amasando hasta que tenga una consistencia cremosa, después agrega el huevo, la vainilla, el bicarbonato de sodio y la sal.

Después agrega las chispas y al final la harina, mezclando muy bien.

Pon la masa dentro de un sartén de hierro forjado o uno recubierto con cerámica; cualquiera de los dos ligeramente engrasado para que la galleta no se quede pegada.

Mete al horno por unos 20 minutos, checando que no se queme la base y que quede bien horneado el centro.

Sirve en rebanadas acompañadas con una bola de helado.

☆ Usa la masa, convierte en galletas individuales y hornea por 12 minutos.

GNOCCHIS

¡Me fascinan los gnocchis! Éstos son muy especiales porque saben tan rico que nadie creerá que son tan sanos. No llevan harina de trigo y puedes hacerlos en familia, porque es una actividad muy divertida. Puedes congelarlos y usarlos cuando quieras, aunque cada vez que los hago, aunque duplique la receta, en mi casa desaparecen… Parte de mi familia es uruguaya, donde la tradición es que el día 29 de cada mes se comen gnocchis, poniendo una moneda o un billete abajo del plato para pedir un deseo y recibir abundancia.

Otra buena razón para hacerlos seguido.

4 personas | 35 minutos

- **2 coliflores medianas, evita los tallos gruesos**
- **1½ tazas de harina de yuca**
- **¾ de taza de fécula de papa**
- **2 cucharaditas de sal de buena calidad**
- **6 cucharadas de aceite de oliva**
- **suficiente mantequilla, para dorarlos una vez cocidos**
- **pimienta al gusto**

Corta la coliflor en pedazos pequeños para poder medir las tazas y cocínala al vapor por unos 10 minutos, tapada y con un poco de sal.

En un bowl aparte mezcla las harinas y la sal.

Una vez que se suavice la coliflor, déjala enfriar un poquito y exprímela con una malla o manta de cielo para sacar toda el agua posible, para que una vez cocida y bien exprimida (quitando los tallos gruesos) queden 3½ tazas de coliflor.

Una vez escurrida tienes que hacer un puré, en un procesador de alimentos con el aceite de oliva y la sal.

Saca el puré y mézclalo con las harinas hasta que se integren perfectamente.

Forma rollos de 1 cm de largo y corta en diagonal formando los gnocchis.

En una olla pon agua hirviendo con sal y aceite de oliva y hierve los gnocchis por 5 minutos, cuidando que no se peguen.

Sácalos, escúrrelos y ponlos en un sartén con mantequilla, dejando que se doren por ambos lados.

Para usarlos no es necesario descongelarlos, puedes ponerlos a hervir congelados en agua hirviendo con sal y un chorrito de aceite de oliva .

☆ También puedes congelar los gnocchis sin cocer para su uso posterior. Sólo distribúyelos en una sola capa en una bandeja forrada con papel encerado y congélalos hasta que se endurezcan, luego empácalos en una bolsa de plástico con cierre para su almacenamiento. Para usarlos no es necesario descongelarlos, puedes ponerlos a hervir congelados en agua hirviendo con sal y un chorrito de aceite de oliva.

Puedes hacerlos con mantequilla y parmesano, con hojas de salvia y mantequilla, con pesto, salsa de tomate, hongos…. la que se te antoje.

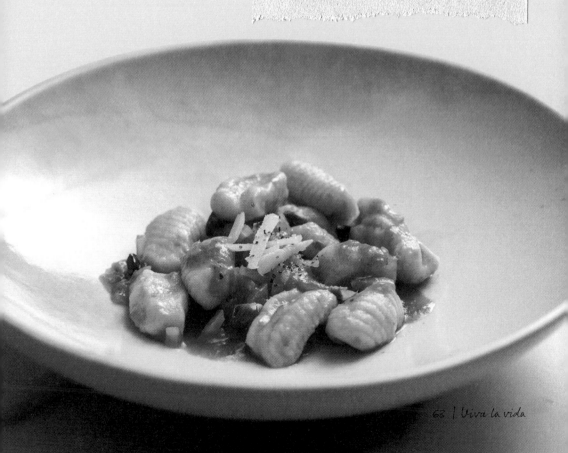

SALSA DE TOMATE BÁSICA

Ésta es una receta básica que me encanta tener a la mano siempre, porque puedes agregar la mezcla a una pasta, hacer con ella una lasaña, usarla como base, sobre una "pizza" improvisada de pan pita, o una baguette y gratinarla con queso por encima. Incluso puedes ponerla sobre un pescado a la plancha y darle un twist a una comida o cena inesperada.

Si no vas a usarla en tres días es mejor tenerla en el congelador.

½ litro | 30 minutos

- **6**   **jitomates maduros grandes**
- **½**   **taza de puré de jitomate en lata (busca orgánico)**
- **½**   **taza de cebolla, finamente picada**
- **1**   **diente de ajo, picado**
- **3-4**   **hojas de albahaca**
- **1**   **cucharadita de alcaparras**
-     **sal y pimienta al gusto**
-     **aceite de oliva de buena calidad al gusto**
-     **una gota de aceite esencial de orégano o albahaca (opcional)**

En un bowl grande coloca un rallador. Parte los jitomate por la mitad y rállalos, de modo que quede sólo la cáscara y toda la pulpa quede en el bowl. Las cáscaras se desechan.

Una vez que tengas toda la pulpa de jitomate, calienta un sartén, agrega aceite de oliva y pon a acitronar la cebolla, hasta que esté transparente, y agrega el ajo. Vierte la pulpa de jitomate, agrega sal y pimienta, albahaca, alcaparras y baja el fuego hasta que la salsa se cocine y se torne más espesa.

Agrega después el puré o la salsa de jitomates de lata, que le dará más sabor y consistencia.

Ajusta el sabor y listo. Si la guardas en el congelador, espera primero a que se enfríe.

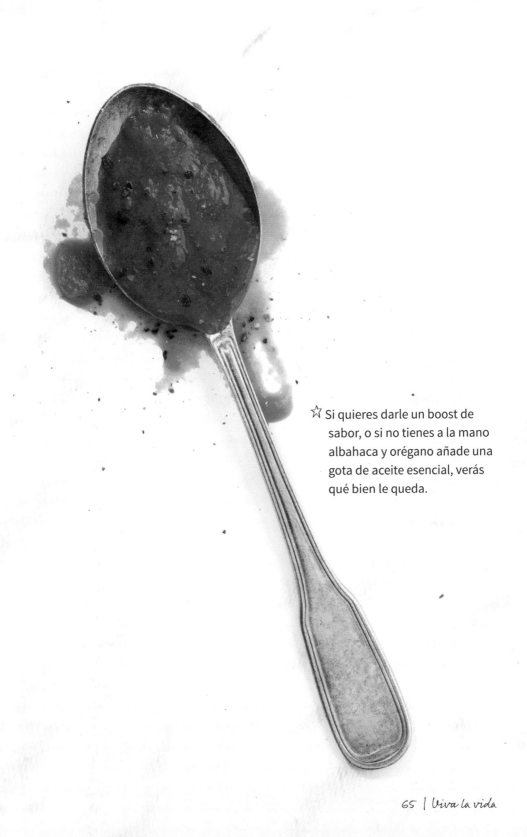

☆ Si quieres darle un boost de sabor, o si no tienes a la mano albahaca y orégano añade una gota de aceite esencial, verás qué bien le queda.

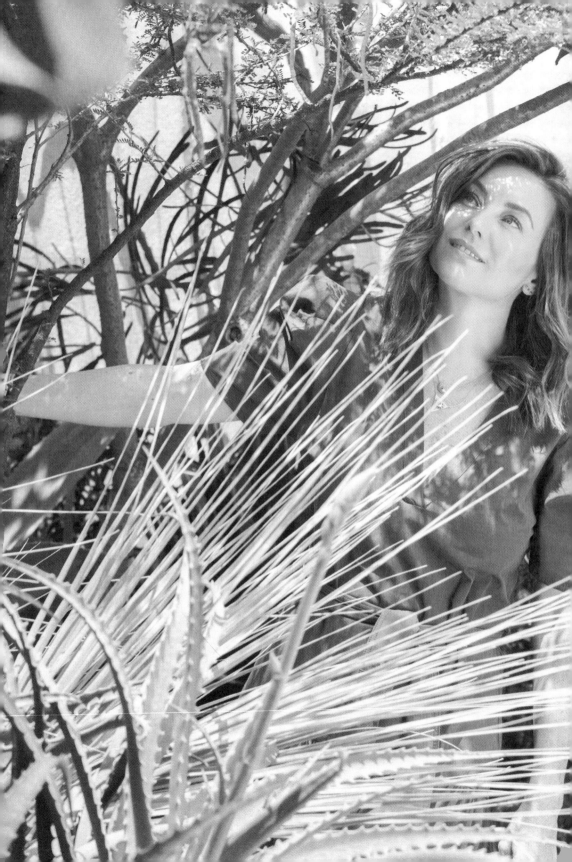

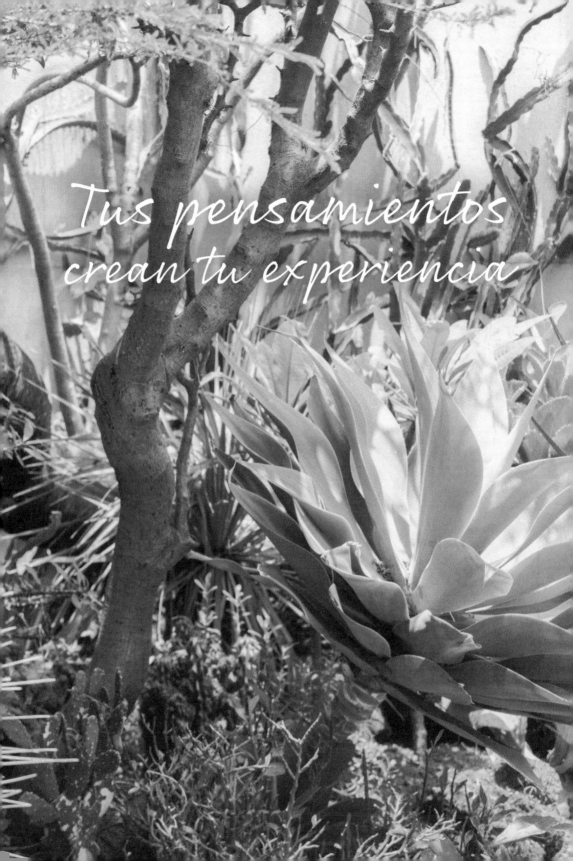

Los beneficios de la gratitud

Yo le doy gracias a la vida. A veces lo hago en las mañanas, otras en las noches. No tengo una hora exacta para meditar, pero cuando lo hago, ahí aprovecho para agradecer. Pienso en la gratitud y visualizo mi corazón, pienso en cómo bombea y se calienta mientras agradezco, y cómo se expande por todo mi cuerpo una sensación de luz que me llena de salud física y mental. Me siento conectada. Conectada conmigo y con el universo. Me siento parte de una sola cosa.

¿Te has fijado cómo en muchas culturas antes de comer agradecen por el plato que tienen frente a ellos? Ser agradecido tiene un gran impacto positivo en tu felicidad, tu bienestar y tu cuerpo.

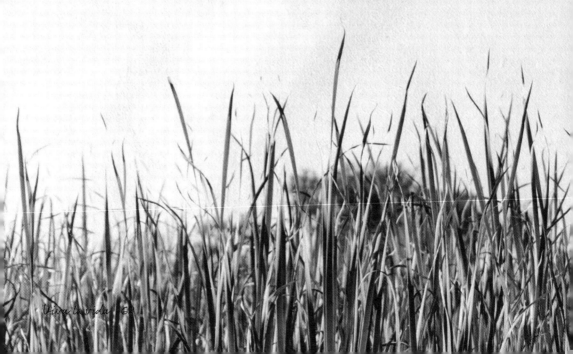

Practicar la gratitud mejora:

Tu humor. Te sientes más motivado y con más energía.

....

Tu atención. Tiene un efecto en varios neurotransmisores que te ayudan a enfocarte.

....

Tu deseo sexual. Dar gracias ayuda a regular tus hormonas reproductivas.

....

Tu sistema inmune. A través de una serie de moléculas inmunorreguladoras llamadas citoquinas.

....

Tu presión arterial.

....

Tu nivel de azúcar en la sangre.

Cada día existen muchas razones para sentirnos agradecidos; pequeñas cosas que quizá damos por hecho pero que hacen una gran diferencia cuando no las tenemos. Agradece lo que tienes, pero también lo que quieres tener, ser y lograr. Es un paso importante para volverlo realidad. Agradece en tiempo presente lo que visualizas para tu futuro.

Una práctica muy sanadora es llevar un "diario de gratitud". Empieza escribiendo al menos una cosa por la que des gracias ese día. Muy pronto te darás cuenta de cuánto tienes en la vida.

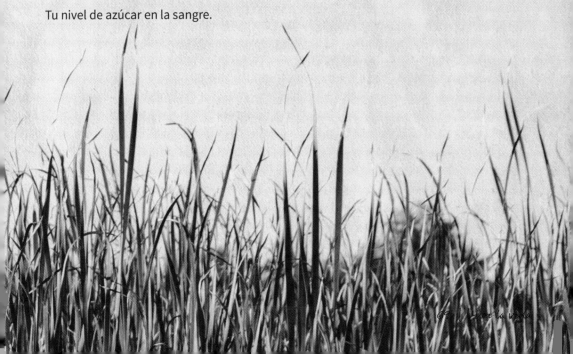

Intenciones

Al despertar, así como te levantas a lavarte los dientes,
incluso mientras lo haces, elige una intención.
Conscientemente, cada día.

A mí me funciona al meditar porque la intención llega a
mi mente. Lleva esta intención contigo y tenla presente en
cada decisión que tomes.

Las intenciones son siempre positivas. Sobre algo que
quieras experimentar desde tu interior, sin enfocarte en
recibir algo material o externo. Espera lo inesperado.
Verás cómo tu energía se alinea y todo tu día fluye mejor.

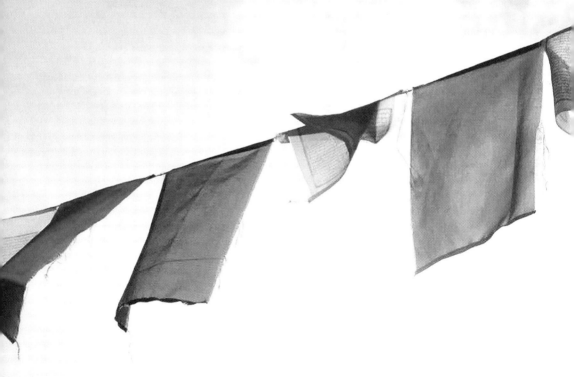

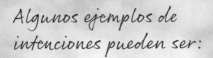

Algunos ejemplos de intenciones pueden ser:

Gratitud
Libertad
Abundancia
Paz
Calma
Generosidad
Fortaleza
Perdón
Libertad

Tolerancia
Empatía
Confianza
Unión
Amor
Servicio
Resiliencia
Creatividad
Ser compasivo
Escuchar
Poner atención

No salgas sin ella. Yo lo empecé a hacer con mis hijas y es mágico. Además, aprendes a identificar lo que necesitas en el momento y a conocerte mejor. Y en el caso de los niños, aprenden a conectarse con sus emociones, creando intenciones que les ayudan a conocerse, a descubrir la magia y el poder que tenemos de cambiar nuestro entorno con nuestra mente.

Reconocimientos

Reconocerte algo todos los días es parte de una terapia sanadora, que incluye la gratitud, las intenciones y hacer consciente algo que hiciste bien.

A pesar de que fuimos educados para juzgarnos, para exigirnos y constantemente agobiarnos por lo que no hicimos en el día, está probado que escribir en la noche una o varias cosas que sí hicimos es muy liberador. Ayuda a descansar mejor, sube tu autoestima, y es una práctica que te vuelve más amable y compasivo. Una idea para ponerlo en práctica es empezar ya un diario donde anotes por qué te sientes agradecido hoy y una frase que describa un reconocimiento a ti mismo cada día. Como ejemplos: Hice una comida deliciosa para mi familia, tuve la paciencia para hacer la tarea con mis hijas sin pelearnos, avancé en un proyecto o logré meditar sin distracciones.

Cada día te será más claro y fácil identificar tus fortalezas y logros. Lo importante es hacerlo.

Empieza HOY.

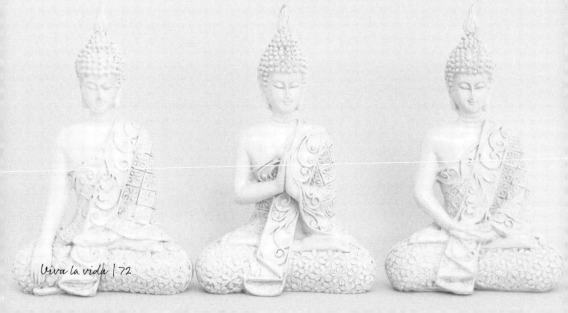

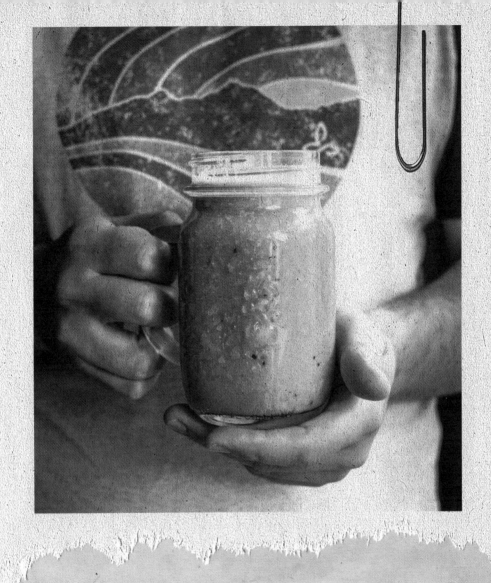

Hacer un JUGO VERDE y tomarlo en familia es una
buena manera de empezar un CAMINO SALUDABLE...

12 VERDURAS DIFERENTES, es lo que recomienda
consumir cada día la medicina funcional... los jugos y
sopas son PERFECTOS para lograrlo.

ANTES Y DESPUÉS DEL WORKOUT

Una pregunta que me hacen mucho es: ¿Qué comes antes y después de hacer ejercicio? Esa pregunta se la han hecho muchos científicos y por eso hay tantos enfoques sobre el tema. Hay quien dice que comer carbohidratos complejos como camote o avena antes de hacer ejercicio te da la energía que necesitas para después quemarla. Hay quien dice que quemas más grasa cuando haces ejercicio en seguida de levantarte y en ayunas.

La realidad es que no hay un estudio como tal que compruebe científicamente una sola teoría, más bien depende mucho de cada persona y de lo que le funciona a cada quien.

Es como hablar de cuál es la dieta ideal, no existe, no puede ser la misma para todos porque somos únicos, diferentes y nuestras necesidades cambian con la edad, el clima, el estado físico y muchos otros factores.

La información y las tendencias cambian tan seguido que un día la soya es maravillosa y al día siguiente es malísima. El coco o la yema de huevo en los años noventa estaban prohibidos por ser grasas saturadas y hoy se consideran los superalimentos del momento.

Yo creo que el cuerpo es sabio, sabe lo que necesita y lo que utiliza. El equilibrio y el autoconocimiento es lo más importante. A lo mejor yo tengo un problema en las rodillas, pero tú me dices que brincar la cuerda es el mejor ejercicio. A mí, lejos de ayudarme, me hará daño. Lo mismo pasa con la nutrición en torno a este tema.

He descubierto que basta con un café con leche de coco o almendra y quizá una mordida de un pedazo de coco fresco, o de un pan de plátano (muy poca cantidad) para tener la energía suficiente antes de entrenar. Sí necesito comer algo porque si no siento que me desmayo. Pero tengo amigas que hacen el mismo tipo de ejercicio en ayunas. Para hidratarme me gusta tomar agua natural o agua de coco. Después de entrenar intensamente se me antojan unos huevos, y no es algo que pienso, es algo que me pide el cuerpo: proteína, que me gusta acompañar con verduras y grasas buenas.

En realidad, creo que un cuerpo que está bien nutrido está preparado para hacer perfectamente una rutina completa de ejercicio que incluya estiramiento, destreza, fuerza y cardio. Para mí la mejor dieta siempre va a ser la más natural. Claro que si eres atleta, vas a correr un maratón o estás embarazada, ya son casos en los que conviene tomar otro tipo de medidas con una asesoría personalizada.

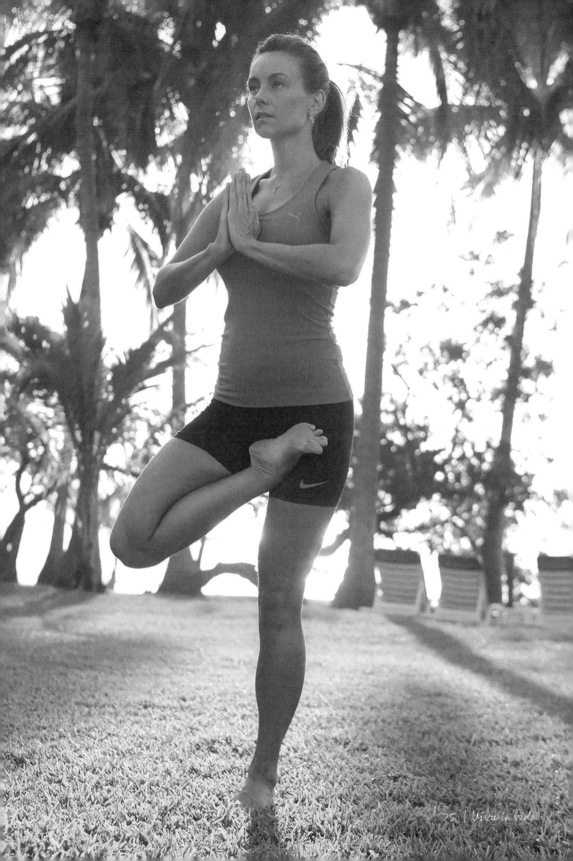

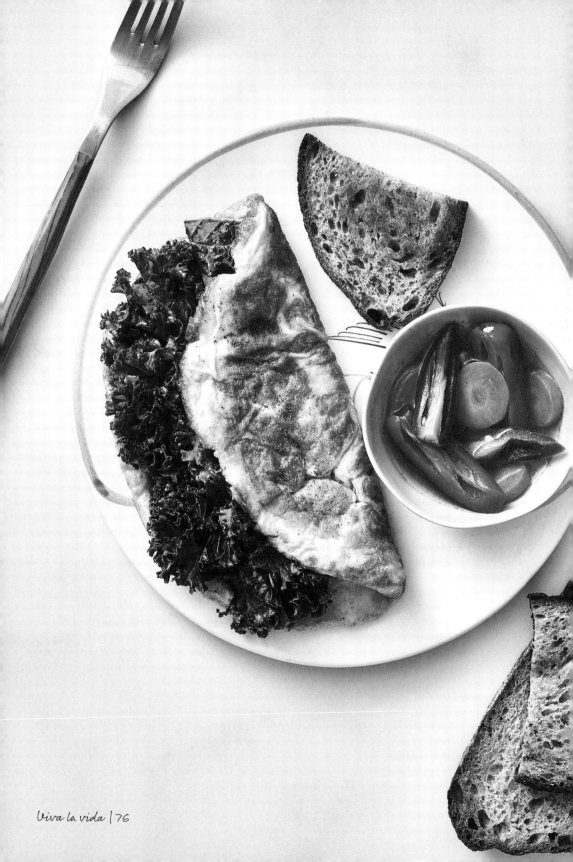

OMELETTE DE KALE

1 persona | 15 minutos

1 taza de kale picado
1 cucharada de poro picado
1 cucharada de mantequilla
2 huevos orgánicos
2 cucharadas de leche, la que prefieras (opcional)
sal de mar y pimienta al gusto

Saltea el kale picado con el poro en un sartén con un poquito de mantequilla y sal.

En un plato hondo bate los huevos. (Si agregas un chorrito de leche el omelette será más esponjoso; yo uso leche de coco o de almendra, pero puede ser la que quieras.)

Engrasa un sartén, caliéntalo a fuego medio y vierte la mezcla de huevo. Dale un par de vueltas con una pala de silicón para que se cocine parejo. No dejes nunca que haya huecos en el sartén.

Agrega al centro la mezcla de kale con poro.

Cierra el omelette por la mitad, como una quesadilla. Voltea y deja que termine de cocinarse al centro como a ti más te guste.

Sazona con sal de mar y pimienta.

OMELETTE DE QUESO DE CABRA CON ALBAHACA

1 persona | 15 minutos

- **2** **huevos orgánicos**
- **½** **cucharada de aceite de coco o de oliva**
- **1-2** **cucharadas de queso de cabra**
- **2-3** **hojas de albahaca grandes**
  - **sal de mar y pimienta al gusto**

En un plato hondo bate los huevos. (Si agregas un chorrito de leche el omelette será más esponjoso; yo uso leche de coco o de almendra, pero puede ser la que quieras.)

Engrasa un sartén, caliéntalo a fuego medio y vierte la mezcla de huevo. Dale un par de vueltas con una pala de silicón para que se cocine parejo. No dejes nunca que haya huecos en el sartén.

Desmorona encima el queso de cabra, la albahaca y cierra el omelette por la mitad, como una quesadilla. Voltea y deja que termine de cocinarse al centro como a ti más te guste.

Sazona con sal de mar y pimienta.

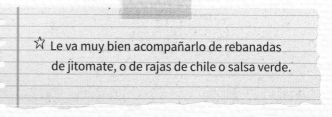

☆ Le va muy bien acompañarlo de rebanadas de jitomate, o de rajas de chile o salsa verde.

Fácil y delicioso, es uno de mis desayunos favoritos.

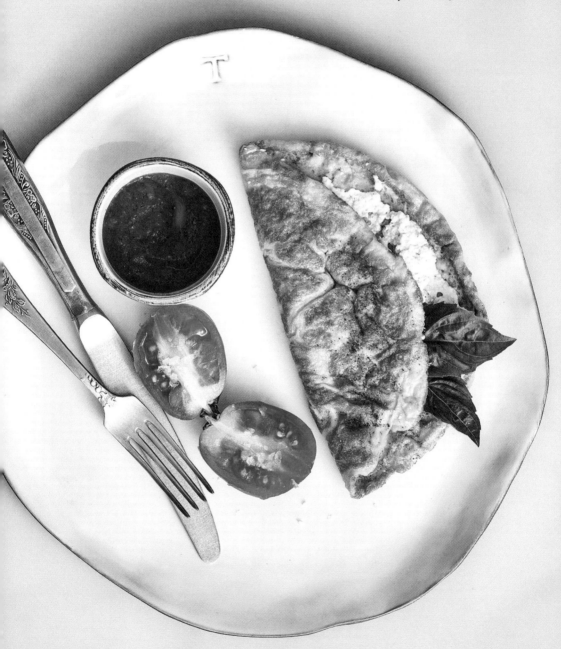

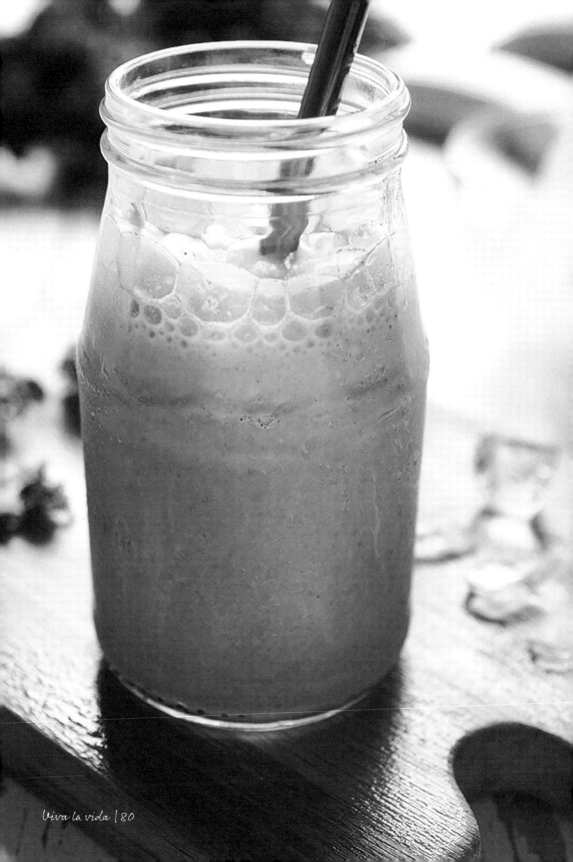

SMOOTHIE DE PLÁTANO Y KALE

1 persona | 10 minutos

1 o 2	**hojas de kale**
½	**plátano**
3-5	**hielos**
1	**taza agua**
½	**taza leche de coco o almendra**
2	**gotas stevia líquida o 1 sobre o 1 cucharada miel de maple (opcional)**

Desinfecta y lava la kale.

Pela el plátano y pártelo a la mitad.

Licúa todo y sirve.

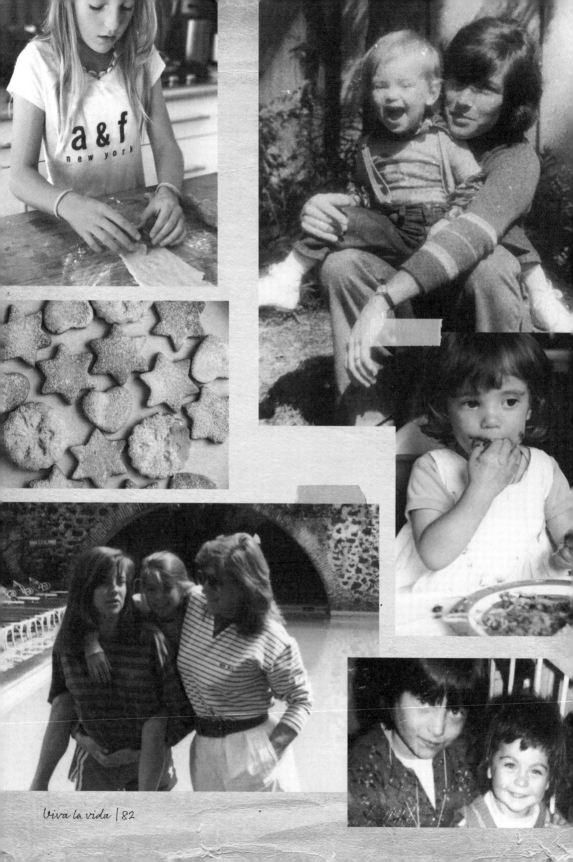

RECUERDOS DE LA INFANCIA

El aroma y ciertos sabores nos transportan en el tiempo. Todos tenemos guardado en la memoria el olor de la casa de los abuelos, o al pasar por una panadería inevitablemente nos llegan recuerdos deliciosos.

Hornear galletas me hace recordar mi infancia. En ocasiones especiales hacíamos galletas de mantequilla, que sólo de pensar en ellas se me hace agua la boca. Me acuerdo perfecto de mi mamá con su permanente en el cabello, súper ochentero, y de mi hermana chiquitita trepada en un banco porque no alcanzaba. Las tres amasando galletas.

Mi casa en México era la típica en donde siempre caían las amigas. Eran como un club de fans de la cocina de mi mamá. Recuerdo que llegaban fascinadas a comer y alababan todo lo que ella nos preparaba. No entendía qué era lo que les parecía tan extraordinario. Ahora, muchos años después, esa mamá soy yo, y las que no entienden la fascinación de sus amigas por mi comida son mis hijas. Me la paso haciéndoles pan de plátano, muffins, pastel de chocolate, chips de plátano, rollitos thai… Un día que hice unas galletas deliciosas de avena con chispas de chocolate le pregunté a María, mi hija adolescente, si quería llevarse unas a la escuela, a lo que ella, indiferente, me contestó que se llevaría algunas para sus amigas.

Pobre de mi mamá. Seguro sentía lo mismo cuando nos cocinaba crepas de queso, hacía una espectacular pasta con col o una sopa de betabel, y mi hermana y yo preferíamos escaparnos a la casa de enfrente. La vecina era una norteña que hacía unas tortillas de harina blanca gigantes, que se inflaban y cuyo olor nos parecía glorioso. Les ponía un poco de sal o tocino frito y salíamos felices con nuestro taquito.

Cuando eres niño no aprecias ciertos sabores. Para mis amigas los sabores polacos eran nuevos y diferentes. Las amigas de mis hijas dicen que soy una "mamá orgánica", término que me da risa, pero entiendo. Y me encanta. Sé que eso se quedará en su memoria.

Cuando les propongo a mis hijas hacer galletas les da toda la flojera del mundo, pero sus amigas dicen que sí entusiasmadas. Son patrones que uno repite y que después se vuelven rituales entrañables. Estoy segura de que en 10 o 20 años mis hijas recordarán con nostalgia mi sazón como yo siempre recordaré los fines de semana en los que preparábamos esas galletas con mantequilla y de cómo las cortábamos en diferentes formas. Era el pretexto para tener siempre algo hecho en casa.

Lo mejor es
comerlas el mismo
día o al siguiente.

MIS GALLETAS DE ESTRELLA

Estas galletas son un recuerdo de mi infancia. Cierro los ojos y me puedo ver con mi hermana y mi mamá en la cocina con nuestros delantales, hechos por ella. He tratado de hacerlas con harina de arroz o tapioca y otras, pero no es el mismo sabor. Y estoy convencida de que así son perfectas, porque algo que te transporta a momentos tan felices y de vez en cuando, es pura felicidad. Son lo más delicioso y fácil de hacer. Las hacíamos en Navidad o para Año Nuevo. A mis hijas hoy les encantan.

Los ingredientes de buena calidad siempre dan mejores resultados, así que busca que sean orgánicos. Siempre que puedas, es la mejor idea invertir en ellos.

Puedes hacer azúcar glass, simplemente licuando azúcar. El vaso de la licuadora tiene que estar perfectamente seco.

4 personas | 30 minutos

250 g	de mantequilla sin sal fría
3	tazas de harina de trigo blanca, orgánica si es posible
2	yemas (las claras se usan más tarde para barnizar)
2	cucharadas de crema
½	taza de azúcar glass
1	vaina de vainilla (usa las semillas solamente)
3	cucharadas de azúcar refinada, para espolvorear al final

Coloca todos los ingredientes en tu procesador de alimentos, excepto la mantequilla fría en cubitos que irás agregando poco a poco hasta que se integre. Termina de integrar a mano hasta que obtengas una bola de masa, que hay que envolver en plástico o bolsa de celofán y meter de 1 a 2 horas al refrigerador.

Después sácala del refrigerador y amasa de manera que la pasta quede de medio cm de grosor; parejita. Si no, unas galletas se van a quemar y otras quedarán crudas.

Precalienta el horno a 200 °C y ve haciendo las galletas de la forma que quieras con moldes y vuelve a amasar los restantes, hasta que se acabe la masa.

Acomoda las galletas en una charola, con un papel para hornear o encerado; barnízalas con las claras y adórnalas con un poquito de azúcar normal (es mejor que el azúcar no quede en la charola para que no se queme).

Hornéalas checando que no se quemen durante unos 20 minutos y listo.

Déjalas enfriar y guárdalas después en un contenedor con tapa.

DIP DE BETABEL HUGO

2 personas | 1 hora 15 minutos

En Polonia se come mucho betabel, y este dip sabe muy parecido a unos betabeles que preparaba mi abuela; la receta me la compartió mi amigo el chef Hugo Gutiérrez.

1   betabel grande
¼   de taza de aceite de aguacate o
     de oliva
1   diente de ajo chico, machacado
     sal de mar y pimienta al gusto
     unas gotas de limón al gusto

Cocina el betabel al vapor, con todo y cáscara, hasta que esté suave; aproximadamente 1 hora.

Deja enfriar, pélalo y licúalo sin el agua de la cocción o mézclalo en un procesador de alimentos con el resto de los ingredientes.

Sirve tibio o frío.

Puedes comerlo como
GUARNICIÓN o junto
con tus ensaladas.
Refrigerado te durará
de 3 a 4 días.

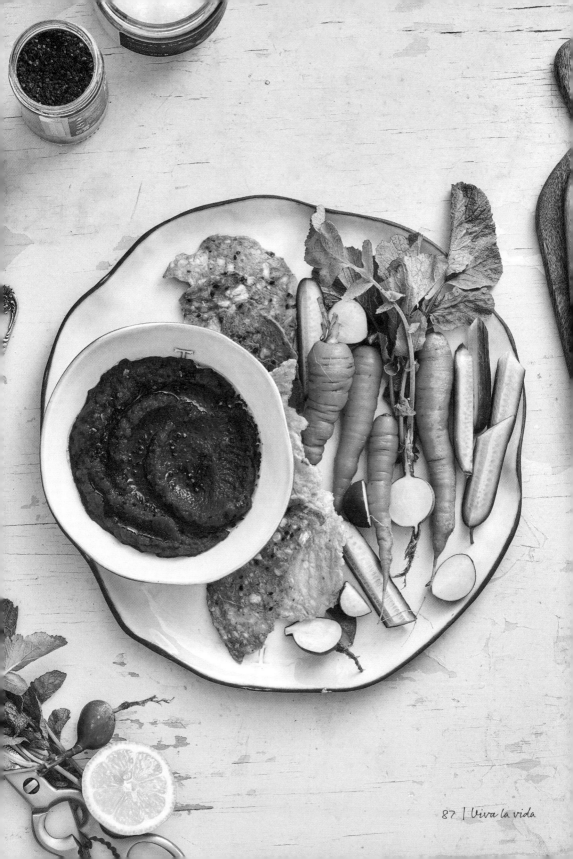

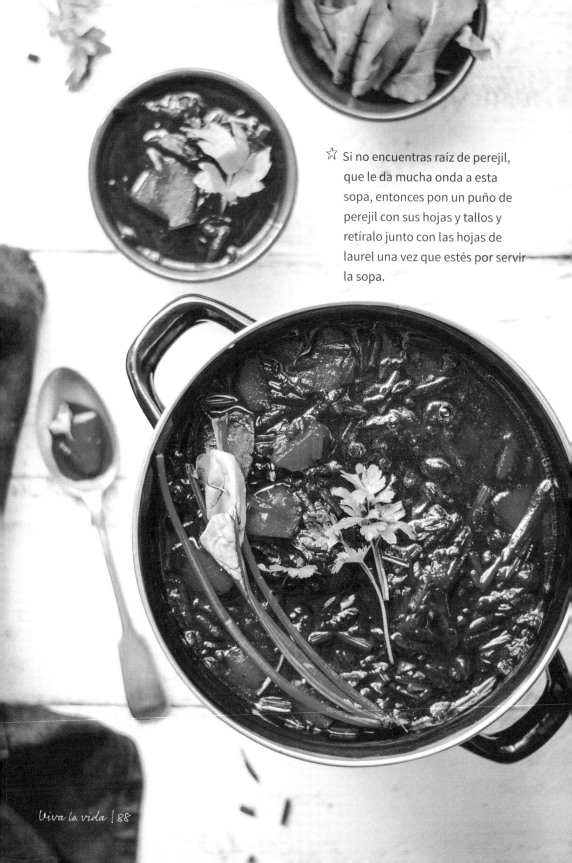

☆ Si no encuentras raíz de perejil, que le da mucha onda a esta sopa, entonces pon un puño de perejil con sus hojas y tallos y retíralo junto con las hojas de laurel una vez que estés por servir la sopa.

SOPA DE BETABEL (BOTWINKA)

4 personas | 35 minutos

Ésta es una sopa muy especial para mí. La hacía mi abuela, con betabeles recién cosechados. Es una sopa que se hace en Polonia en verano, cuando los betabeles se cosechan chicos, y se usan con todo y hojas y tallos.

Los betabeles son súper desintoxicantes y limpian la sangre, mineralizan, previenen la anemia… Ya sea por su sabor o por sus propiedades, esta sopa es de mis favoritas.

4-5 betabeles tiernos (chicos) con tallos y hojas bien lavados
1 zanahoria pelada y rallada
2 hojas de laurel
1 raíz de perejil, pelada y rallada
2 granos de pimienta negra
1 litro de caldo de huesos o de verduras
½ taza de crema ácida
1 limón, sólo el jugo
sal y pimienta al gusto
eneldo picado, para decorar (opcional)

Primero ralla la raíz de perejil, igual que la zanahoria, con un rallador. Pela los betabeles y córtalos en cubos como de 1 cm, y corta las hojas y tallos.

En una olla pon todos los vegetales, las hojas de laurel, la raíz de perejil, un par de granos de pimienta y una cucharadita de sal.

Agrega el caldo, más un poco de agua si sientes que son demasiadas verduras.

Cocina hasta que los betabeles estén tiernos, y en ese momento agrega unas dos o tres cucharadas de crema, más el jugo de un limón.

Ajusta el sabor a tu gusto, con la sal y la pimienta.

Espolvorea con eneldo fresco picado (a mí me encanta este sabor, así que le pongo bastante).

PANQUÉ DE PLÁTANO

6-8 personas | 1 hora

Este pan de plátano es absolutamente delicioso, fácil, rápido de hacer y lo mejor: no tiene nada culposo; es gluten free, no tiene azúcar, ni endulzantes, porque con los plátanos es suficiente.

1	**taza de harina de almendras**
1	**taza de harina de tapioca**
1	**cucharadita de polvo para hornear**
½	**cucharadita de sal de mar**
1	**cucharadita de canela molida**
4	**huevos orgánicos**
4	**plátanos maduros machacados**
½	**taza de aceite de coco, derretido**
1	**cucharadita de extracto de vainilla natural**
15	**nueces pecanas, para adornar encima**

Por dentro debe quedar HÚMEDO y al día siguiente puedes volverlo a CALENTAR en un HORNITO, al sacarlo del refri.

Precalienta el horno a 180 °C.

Coloca en un recipiente los ingredientes secos, en otro los húmedos y mézclalos.

Vierte los secos en los húmedos integrando perfectamente.

Coloca un papel para hornear sobre tu molde de panqué o usa un molde de silicón y vierte la mezcla y adorna encima con las nueces.

Hornea durante 50 minutos.

Déjalo enfriar y desmolda.

☆ Puedes poner más nueces troceadas dentro del panqué si se te antoja o chispas de chocolate oscuro.

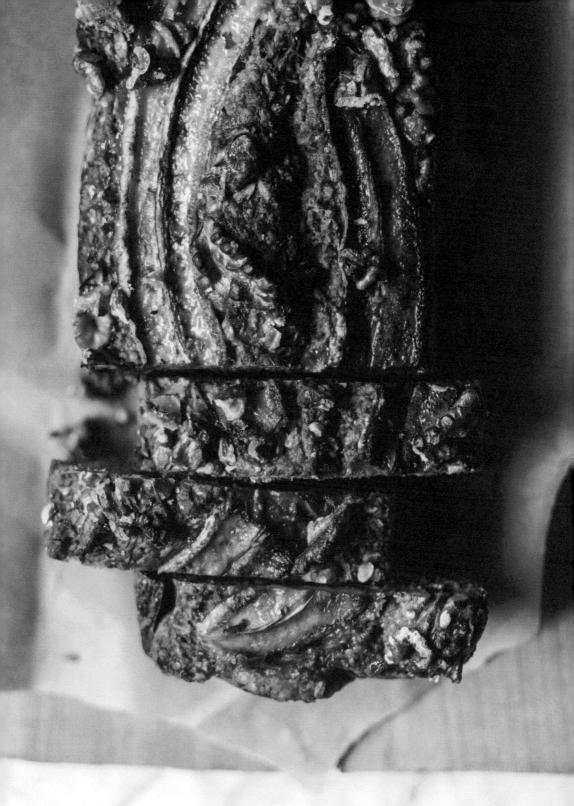

PASTA CON COL Y ESPECIAS

2 personas | 15 minutos

Esta receta es muy polaca. Se llama lazanki, y aunque lo más rico es hacerlo con pasta casera, cortada en rectángulos como de 2 cm de largo, se puede hacer con pasta corta, tipo moños. También me encanta con pasta de trigo sarraceno, porque el sabor que le da combina muy bien con la col y el comino.

Mi papá nos preparaba esta pasta para no olvidar nuestras raíces y hoy hago lo mismo contándoles a mis hijas lo que comía en mi infancia.

Muchas veces la hago sin pasta, y me encanta así, sola; la col muy doradita, bien sazonada y con mucho perejil.

Es la magia de la cocina… heredar tradiciones de generación en generación a través de los sabores.

100 g de pasta de moños, de preferencia que sea de trigo sarraceno
3 cucharadas de aceite de oliva de buena calidad
¼ de cucharadita de semillas de comino
1 diente de ajo, picado
½ taza de cebolla blanca, en tiras
1 taza de col, rallada gruesa
sal y pimienta al gusto
comino en polvo al gusto
1 pizca de pimienta de Cayena (opcional)
perejil picado para adornar

Cocina la pasta elegida en agua con sal, casi al dente, para que termine de cocerse con las verduras.

Calienta en un sartén aceite de oliva y pon primero las semillas de comino (alcaravea) y después el ajo, la cebolla y la col rallada al mismo tiempo, moviendo constantemente para que se ablanden; agrega sal y pimienta.

Una vez que la col esté bien cocida, incluso un poco doradita, agrega un poco más de aceite de oliva y la pasta.

Revuelve con cuidado; ajusta el comino en polvo, agregando si es necesario sal y pimienta.

Sazona con una pizca de pimienta de Cayena y adorna con perejil a la hora de servir.

CORAZÓN NÓMADA

Ni de aquí, ni de allá; me siento de todas partes y es algo que he sentido desde niña. Nací en Cracovia, Polonia, en una familia de artistas. Mi mamá fue artista plástica, estudió en la escuela de Bellas Artes y todo en su vida eran cuadros, exposiciones, grabados y arte. Mi papá es músico y compositor y tocó mucho en sinfónicas y teatro. Siempre estuve familiarizada con el mundo del arte.

Cuando tenía ocho años nos mudamos a México. Llegar fue la gran aventura. En esa época no había internet y no sabía lo que me esperaba. Me acuerdo haberme imaginado desiertos, gente con sombrero a caballo, pero claro que me encontré con algo completamente diferente. Al asomarme por la ventana del avión me sorprendió ver el Hotel de México (ahora el World Trade Center). Mi papá tenía un contrato para trabajar por un año en México, pero entonces hubo un golpe de Estado en Polonia y fue difícil regresar a nuestra vida de antes; acabamos quedándonos aquí toda la vida.

La experiencia de llegar a México y encontrarnos con sabores completamente diferentes fue todo un acontecimiento. De las primeras cosas que me acuerdo es del olor a tortilla, que nos pareció muy extraño, pero que hoy es un aroma tan familiar que me gusta y añoro cuando estoy lejos de casa. Así, fuimos descubriendo sabores nuevos. Por ejemplo, en Polonia no se come chile, ni tanto limón, y a nosotros nos daba mucha risa ver que le pusieran limón a todo. Es curioso que cuando estoy aquí no me siento del todo mexicana, pero cuando voy a Polonia me siento más mexicana que el mole.

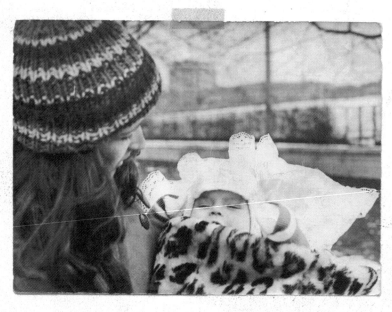

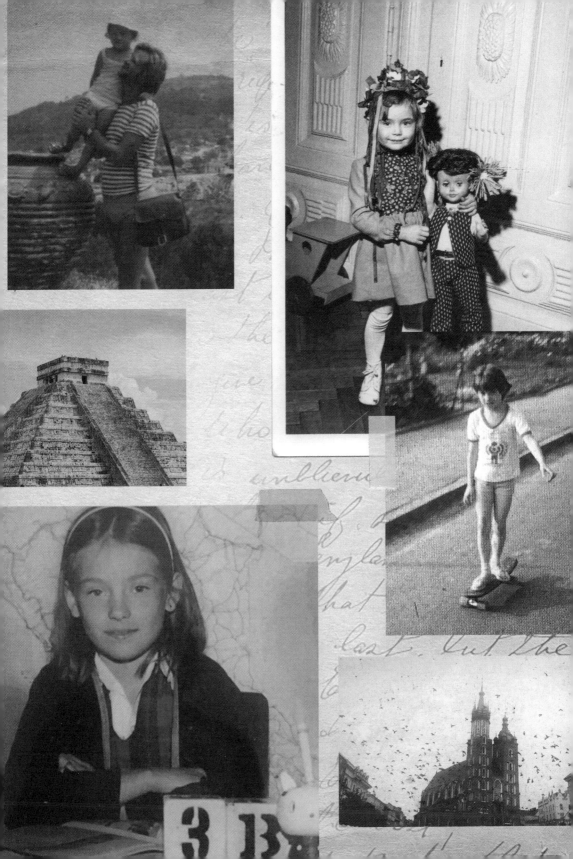

ARROZ CON LECHE

Mi mamá hacía el mejor arroz con leche. Me encantaba comerlo frío en las tardes después de jugar kick ball, quemados o andar en bici por donde vivíamos. Llegar con hambre y encontrar en el refri arroz con leche ¡me hacía tan feliz! Por eso les comparto esta receta.

4 – 6 personas | 15 minutos

- **1 taza de arroz**
- **6 tazas de leche**
- **1 pizca de sal**
- **1 raja de canela**
- **¾ de taza de azúcar morena o azúcar de coco**
- **½ taza de pasas**
- **1 pizca de sal**
- **1 cucharadita de esencia de vainilla**
- **2 rajas de cáscara de naranja (opcional)**
- **½ cucharadita de cardamomo en polvo o en vaina (opcional, pero delicioso)**
- **canela en polvo (opcional)**

Lava bien al arroz, enjuagando. Cuando el agua quede clara significa que está bien lavado.

Pon la leche en una olla con la cáscara de naranja, la raja de canela y una pizca sal. Hay que hervir la leche y añadir el arroz.

Cocina a fuego lento durante aproximadamente 1 hora o hasta que el arroz esté tierno y suave, revolviendo de vez en cuando, para que la leche no se pegue en el fondo.

Agrega un poco de canela en polvo y cardamomo.

Añade el azúcar y las pasas, cocina de 15 a 20 minutos a fuego bajo, o hasta que quede bien suave y cremoso. Revuelve frecuentemente para evitar que se queme.

Deja enfriar un poco y ajusta el sabor; añade más azúcar, canela y cardamomo si es necesario. Sirve tibio o frío.

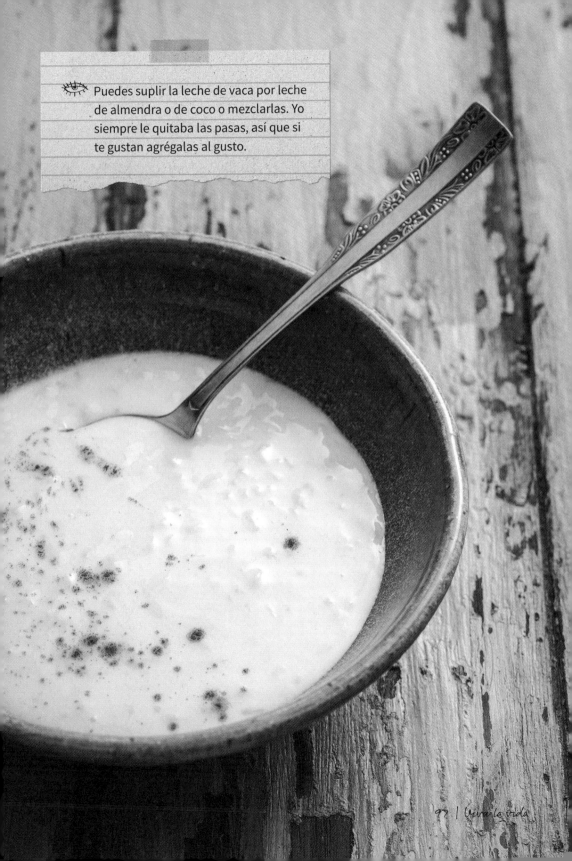

Puedes suplir la leche de vaca por leche de almendra o de coco o mezclarlas. Yo siempre le quitaba las pasas, así que si te gustan agrégalas al gusto.

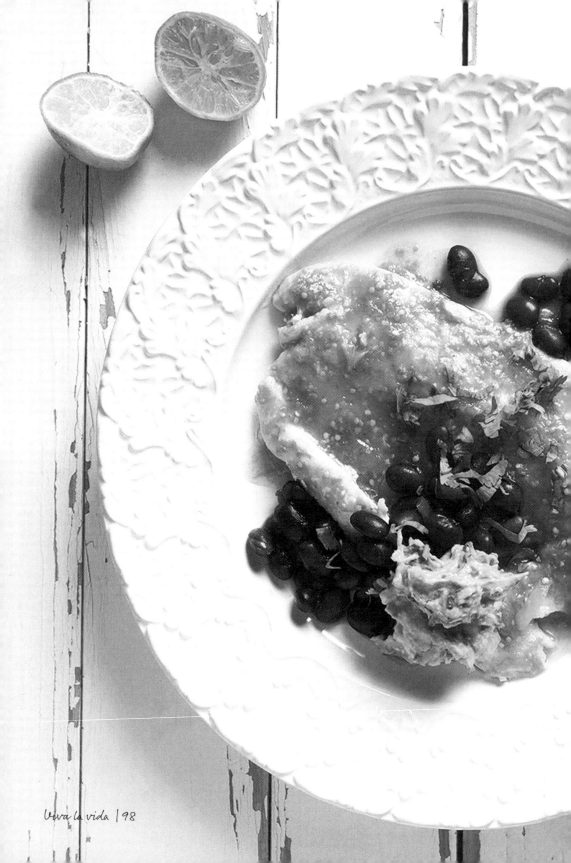

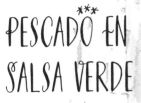

PESCADO EN SALSA VERDE

2 personas | 10 minutos

2 filetes de lubina, de preferencia
1 cucharada de aceite de oliva
1 taza de mi salsa verde favorita cocida (página 100)
1 cucharada de harina de arroz, para que no se
   pegue el pescado (opcional)

Lava y seca bien los filetes. Si quieres, puedes pasarlos levemente por harina de arroz, sólo para que no se peguen.

Coloca en un sartén un poco de aceite de oliva y cocina el pescado a la plancha. Una vez hechos agrega la salsa y acompaña con frijoles negros y guacamole.

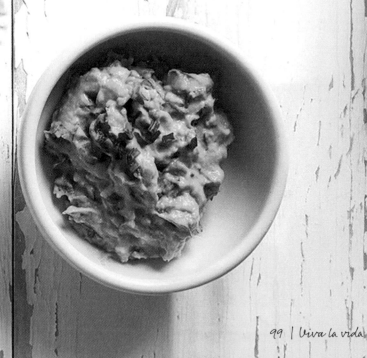

MI SALSA VERDE FAVORITA

1 litro aproximadamente | 35 minutos

20 **tomates verdes**
1 **chile serrano**
½ **taza de cebolla blanca**
1 **ramita de cilantro**
1 **cucharada de aceite de oliva extra virgen**
2 **cucharaditas de sal de mar**

Licúa todos los ingredientes hasta obtener una salsa con textura.

Refrigera hasta su uso. Te durará hasta 1 semana.

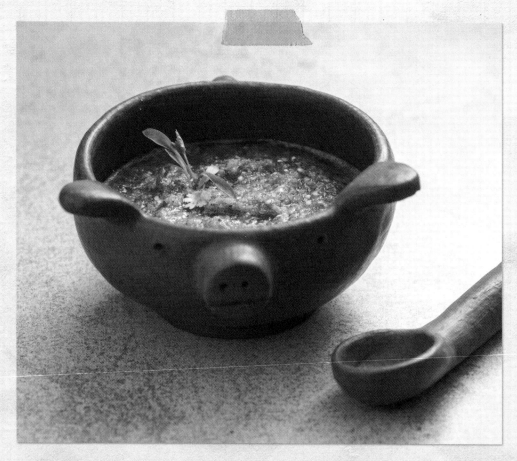

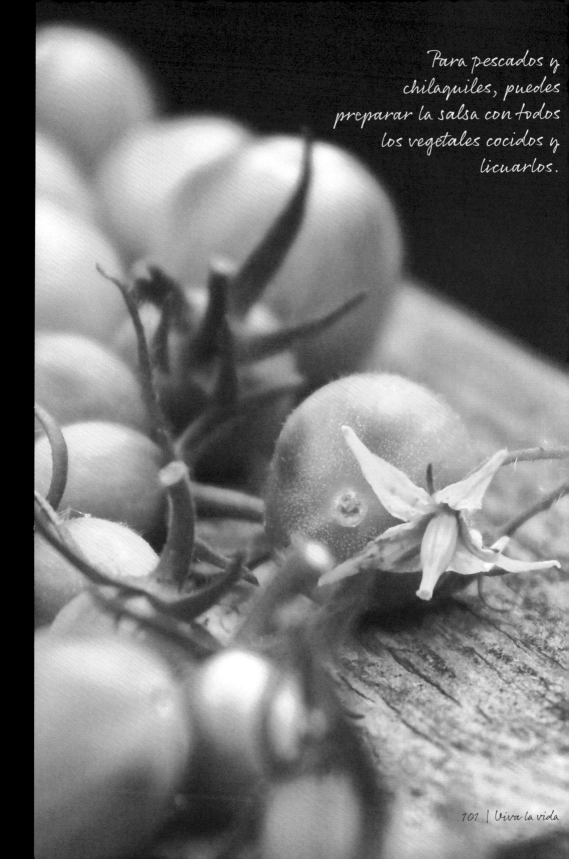

Para pescados y chilaquiles, puedes preparar la salsa con todos los vegetales cocidos y licuarlos.

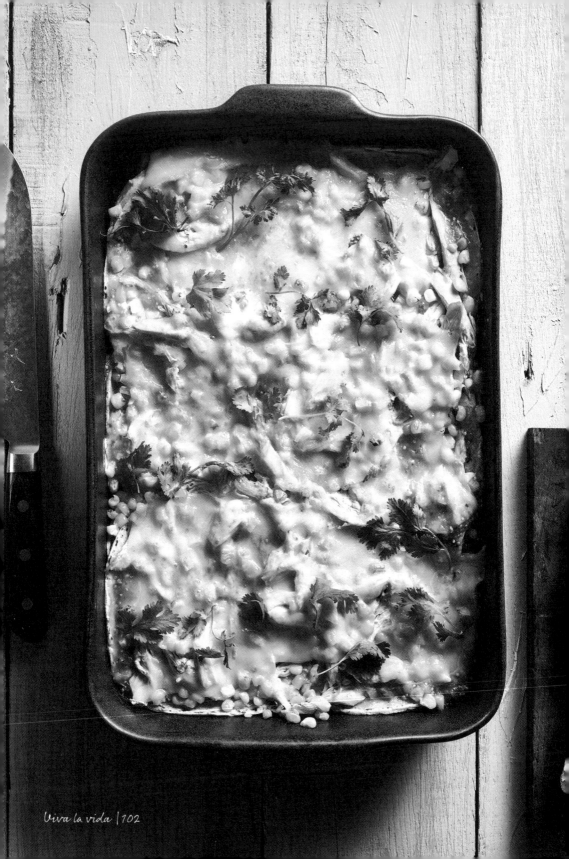

PASTEL AZTECA

4 personas | 45 minutos

El pastel azteca es una especie de lasaña a la mexicana y me encanta, porque con los mismos ingredientes que usamos en México a diario podemos darle un twist diferente.

16 tortillas
1 litro de mi salsa verde favorita (página 100), cocida
1 taza de granos de elote, cocidos
1 pechuga de pollo, cocida y desmenuzada
2 tazas de queso Oaxaca o manchego, rallado
aceite de oliva al gusto
crema al gusto
sal de mar al gusto

Una vez terminada la salsa precalienta el horno a 180 °C.

Lo más fácil es cortar con tijeras las tortillas en 4 como formando triángulos, para que después sea más sencillo acomodarlas. Dora las tortillas en aceite sin que queden duras, y usa una servitoalla para quitar el exceso de aceite.

En un molde rectangular, primero vierte un poco de salsa, como base, y acomoda una capa de tortillas, luego pollo, elotitos, queso y salsa, y así sucesivamente (igual que las capas de la lasaña).

Al final agrega por encima la crema y el queso y cubre el pastel con papel aluminio.

Hornea por unos 30 minutos hasta que esté bien derretido el queso, y quita el papel aluminio dejando que se dore unos 5 minutos más.

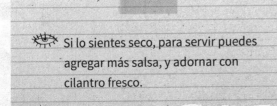 Si lo sientes seco, para servir puedes agregar más salsa, y adornar con cilantro fresco.

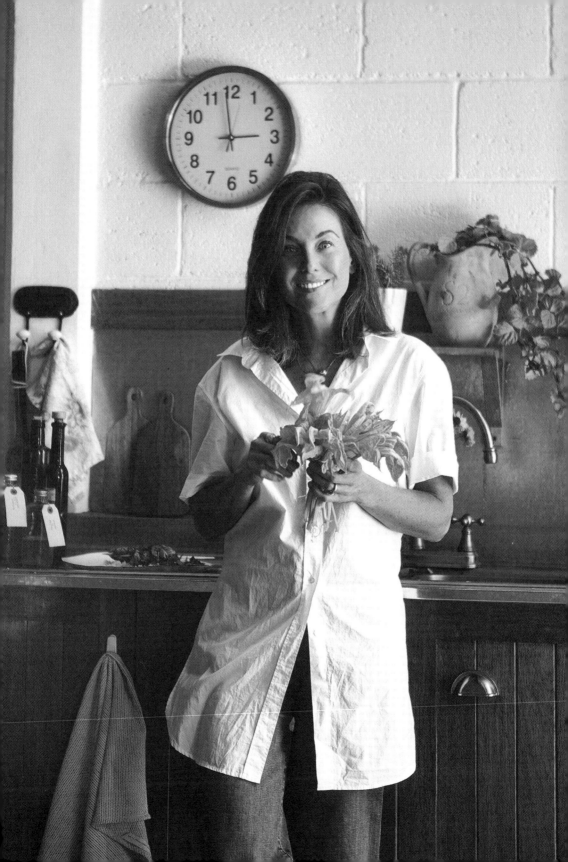

Esta TARTA es la combinación perfecta de los sabores mexicanos. El chiste es que la FLOR de CALABAZA esté muy _fresca_, porque se marchita rápido. Recomiendo hacer la mezcla y una vez cocida guardarla en el refri y usarla en un par de días para hacer la tarta, pero no dejar echar a perder las flores de calabaza.

Me gusta mucho la base porque no tiene _gluten_, pero aun así es CRUJIENTE, y DORADA sabe mucho mejor, por lo que recomiendo meter la base al horno primero, por unos 15 - 20 minutos.

La receta está hecha para un molde de unos 20 cm o 9", pero si tienes un molde más pequeño puedes guardar el sobrante de la masa y congelarlo o hacer otra en un sartén de hierro forjado pequeño. Los sartenes de hierro forjado son los que mejor me han funcionado para que salga bien y no se pegue la masa. Además NO son moldes tóxicos y por eso _los uso mucho_.

Lo más tardado de esta receta es preparar la MASA, así que es muy práctico hacer el doble y guardar bien envuelta la parte que no uses, y otro día sólo la descongelas y puedes hacer otra tarta igual o de otro ingrediente _de volada_.

TARTA DE FLOR DE CALABAZA

6 personas | 1 hora

PARA LA MASA

- **1** **taza de harina de almendra**
- **1½** **tazas de harina de yuca**
- **1** **cucharadita de sal**
- **11** **cucharadas de mantequilla fría, cortada en cuadritos**
- **3** **yemas**

PARA EL RELLENO

- **4** **huevos**
- **½** **taza de leche de coco, de vaca o de almendra, sin endulzar**
- **2** **cucharadas de fécula de maíz**
- **⅓** **de taza de queso manchego o gruyere, finamente rallado**
- **3** **tazas de flor de calabaza bien lavada**
- **½** **taza de cebolla finamente picada**
- **1** **ramita de epazote**
- **2** **elotes desgranados, cocidos en agua con sal y escurridos**
  aceite de oliva al gusto
  sal de mar y pimienta al gusto

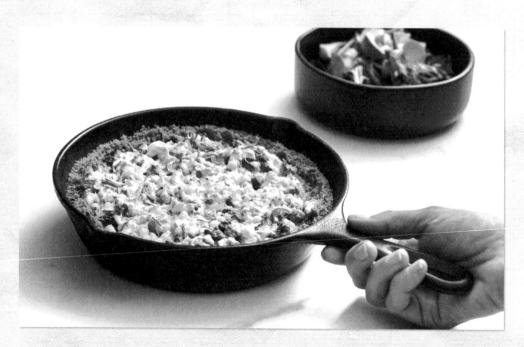

PREPARAR LA MASA

En un bowl comienza a mezclar las harinas, la sal y agrega la mantequilla hasta deshacerla totalmente con los dedos; después añade la yema y el romero hasta integrar por completo.

Una vez que tengas una bola de masa, sin grumos, envuélvela en papel encerado o plástico y métela al refrigerador en lo que preparas el relleno.

Saca del refri la masa y extiéndela con las manos en el molde, hasta que quede como de medio cm de grosor. Cubre también los bordes del molde a unos 3 cm de alto. Pellizca un poco las orillas para formar un borde crujiente.

Pincha con un tenedor la masa por en medio y métela al horno por unos 15-20 minutos a 160 °C. Retira del horno cuando esté semihorneada y reserva.

PREPARAR EL RELLENO

Precalienta el horno a 160 °C.

En un bowl bate los huevos, agrega la leche y la fécula de maíz, batiendo con un tenedor para que no queden grumos. Agrega el queso y deja reposar esta mezcla.

Calienta aceite de oliva en un sartén y agrega la cebolla, las flores de calabaza, los granos de elote y el epazote; condimenta con sal y pimienta y deja que se integren los sabores y se evaporen los líquidos que sueltan los vegetales, moviendo constantemente por unos 5 minutos.

Agrega las verduras al molde con la masa ya semihorneada y por encima la mezcla de queso con huevos. Condimenta con una pizca más de sal y pimienta y hornea de 30 a 40 minutos, checando que el centro esté bien cocido y la masa dorada, sin quemarse.

Deja enfriar unos minutos para que la tarta no se rompa y disfruta.

☆ Acompáñala con una gran ensalada. Puedes comerla al día siguiente, para llevar al trabajo o de lunch. También funciona muy bien para viajes.

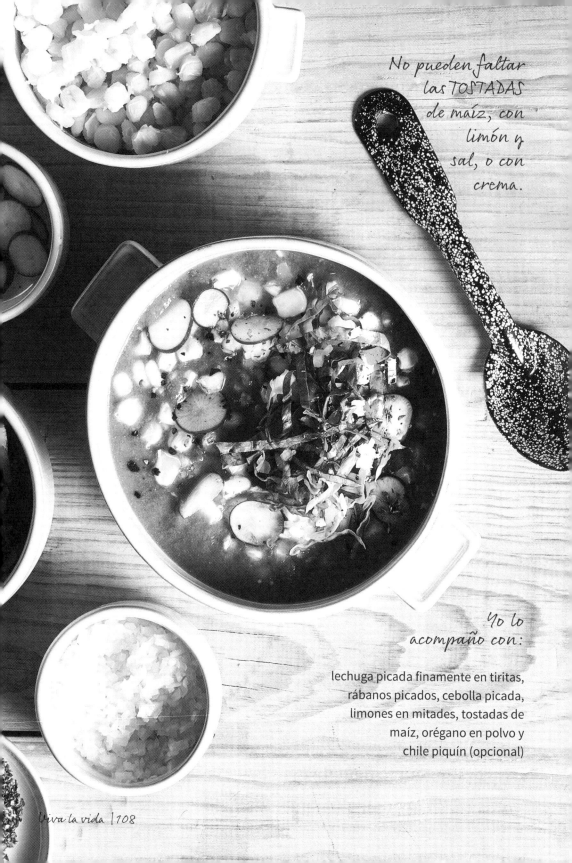

No pueden faltar las TOSTADAS de maíz, con limón y sal, o con crema.

Yo lo acompaño con:

lechuga picada finamente en tiritas, rábanos picados, cebolla picada, limones en mitades, tostadas de maíz, orégano en polvo y chile piquín (opcional)

POZOLE VERDE

6 personas | 1 hora 30 minutos
+ un día de remojo de los granos
de maíz

Esta receta es una joya que me compartieron
mis amigos Jim y Alfredo, de "Camino Silvestre"
en San Miguel de Allende. En México el pozole es
un platillo que se prepara en ocasiones especiales;
bodas, día de muertos, fiestas patrias, grandes
pachangas.

   Tradicionalmente lleva carne de cerdo y pollo.
Si quieres puedes agregar caldo de pollo en lugar de
agua y de las dos maneras queda delicioso. La magia
del pozole es el sazón que tiene el caldo, y todo lo que lo
acompaña, que debe estar estar muy fresco.

1 kg de maíz pozolero precocido y
remojado toda la noche (yo uso
el que encuentras en bolsa en
los supermercados)
5 cucharadas de aceite de oliva
½ kg de tomates verdes
2 dientes de ajo

1 chile poblano
½ cebolla mediana
1 puño de cilantro
½ manojo de espinacas
5 tazas de agua o caldo de pollo
sal al gusto

Escurre el maíz muy bien y ponlo a cocer en 2 litros de agua por una hora o hasta que
esté suave.

Fríe los demás ingredientes en una olla (excepto los acompañamientos) hasta que estén
doraditos. Licúalos con agua o con caldo y vierte nuevamente en la olla.

Agrega el maíz y cocina a fuego bajo por 20 minutos para incorporar todo el sabor.
Rectifica con sal.

Sirve caliente y acompaña con lechuga, rábano picado, cebolla picada y limones.

SOPA DE TORTILLA

4 personas | 20 minutos

½ **cebolla**
1 **diente de ajo**
7 **jitomates**
1 **litro de agua o caldo de pollo o de verduras**
1 **ramita de epazote**
4 **tortillas**
1 **aguacate, para acompañar**
aceite de oliva
chile guajillo seco al gusto, más 1 en tiritas para freír
sal al gusto

Corta la cebolla en trozos y acitrona en aceite hasta que quede transparente.

Agrega el ajo y los jitomates en cubos, y sazona con sal.

Licúa y cuela.

Regresa a la olla, agrega el caldo de pollo o de verduras, el chile seco y la ramita de epazote.

Deja hervir por unos minutos y saca la rama de epazote.

Corta las tortillas en tiras y fríe hasta que estén bien crujientes; saca del fuego el aceite y pon los chiles cortados en rodajas muy finitas por unos segundos para que se frían.

Sirve con el aguacate y las tortillas y disfruta antes de que éstas se aguaden.

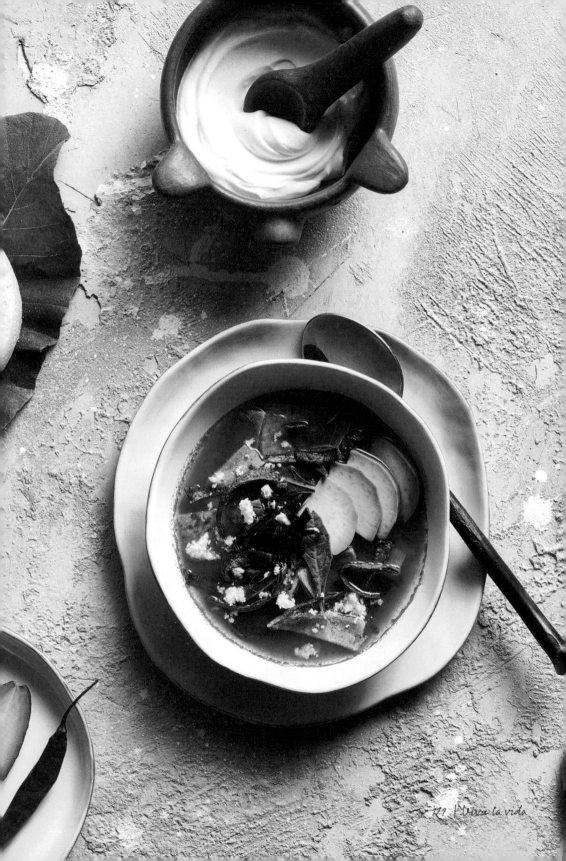

MOMENTO PRESENTE, MOMENTO MARAVILLOSO

Thich Nhat Than

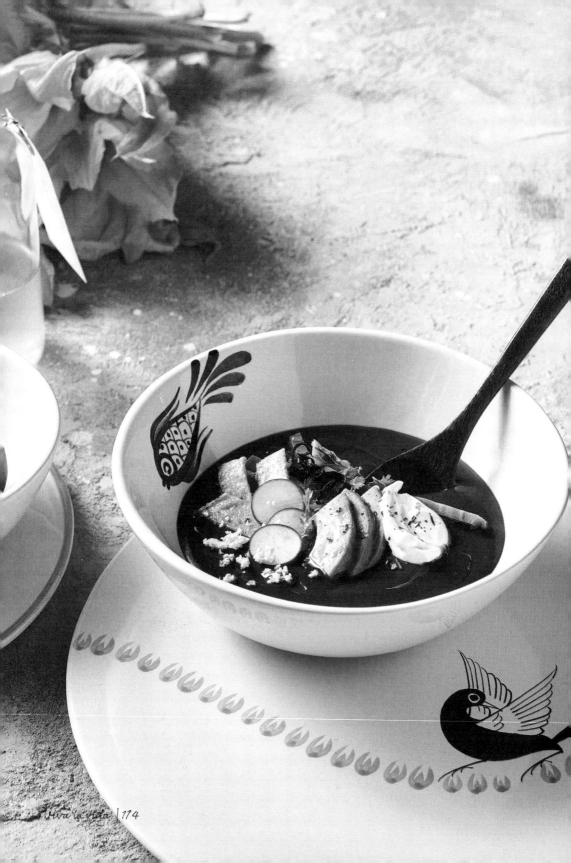

MI SOPA DE FRIJOLES

4 personas | 15 minutos

Esta sopa es básica en mi casa, y lo mejor es que puede ser una comida completa.
Cuando mis hijas tienen clase en la tarde y no hay mucho tiempo para comer, es la
solución perfecta en un solo plato.

1 cucharada de aceite de oliva o de aguacate

½ taza de cebolla picada

1 jitomate pelado, en cuadritos

1 pizca de sal

3 tazas de frijoles cocidos

2 tazas de caldo (de huesos, de pollo o de verduras)

2 ramitas de cilantro

1 ramita de epazote (opcional)

GUARNICIONES

1-2 nopales, rebanados en bastones delgaditos

2 tortillas, en tiritas delgadas

GUARNICIONES EN FRÍO

2 cucharadas de crema

2 cucharadas de queso panela desmoronado o rallado

1 aguacate en cuadritos

2 cucharadas de cilantro picado chile serrano al gusto, muy finamente picado (opcional) sal al gusto

En una olla acitrona la cebolla en aceite hasta que esté transparente, junto con el jitomate y sal, para que se sazonen.

Agrega los frijoles, el caldo, una pizca de sal, un par de ramitas de cilantro y epazote. Deja que hierva y retira la ramita de cilantro.

En otra olla con agua y sal hierve los nopales, y una vez que estén cocidos escurre y enjuaga con agua fría. Déjalos por separado.

Mientras en un sartén agrega media cucharadita de aceite para dorar las tiritas de tortilla, hasta que estén crujientes.

Licúa (puedes licuar la ramita de epazote, si te gusta el sabor) y vuelve a vaciar la sopa en la olla para calentarla y ajustar la cantidad de sal.

Para servir añade las guarniciones que quieras en la sopa bien caliente (porque la crema, el queso y el aguacate la van a enfriar un poco).

SOPA DE LENTEJAS

2 – 4 personas | 45 minutos

1 **taza de lentejas**
½ **cebolla**
½ **cucharada de sal**
4 **tazas de agua para cocer las lentejas**
2 **jitomates bola**
2 **tazas de agua para licuar con el jitomate**
  cilantro finamente picado, para servir (opcional)
  aguacate cortado en cuadros, para servir (opcional)

En una olla pon a cocer las lentejas con ¼ de cebolla y ½ cucharada sal, por 20 minutos. Retira la cebolla y escurre.

Mientras se cuecen, en otra olla coloca los jitomates con suficiente agua hasta cubrirlos, y cuando hierva el agua, sácalos. Retira la cáscara y la parte donde sale el tallo.

Licúa los jitomates con 2 tazas de agua, ¼ de cebolla y una pizca de sal.

Cuece las lentejas con el caldillo de jitomate por aproximadamente 10 minutos.

Para servir, puedes poner un poco de aguacate y cilantro.

 Te recomiendo remojar las lentejas mínimo 4 horas antes o durante toda la noche previa a cocinarlas.

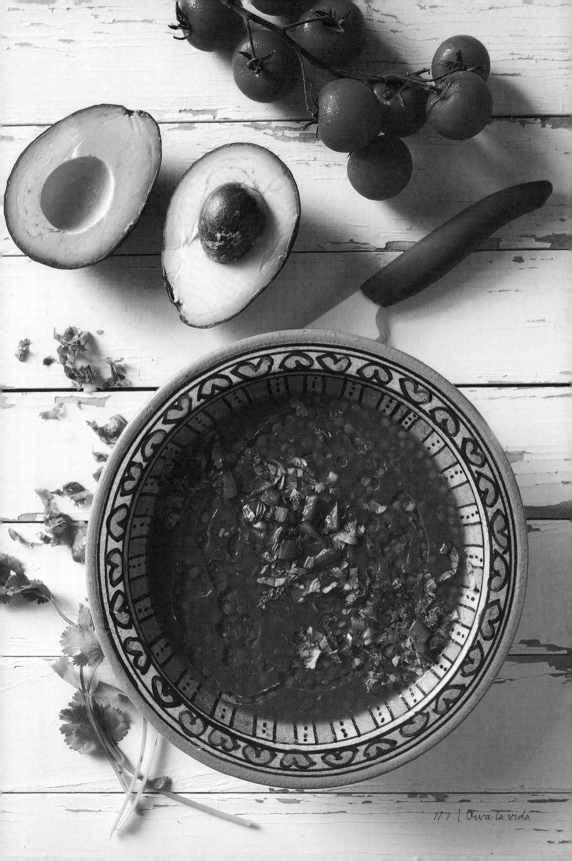

ALIMENTACIÓN Y AMOR PROPIO

Siempre me gustó mucho la comida, las texturas y los sabores. Aprender sobre alimentación ha sido un proceso. De niña siempre fui muy flaca. Eran otros tiempos. No se hablaba tanto de cuidarse, ni de dietas o de contar calorías, por lo menos yo de chica no recuerdo haberlo escuchado.

Algo cambió en la adolescencia. Llegó la pubertad y con ella la ansiedad. Nunca me dio por tomar alcohol, fumar, o probar alguna droga, por lo tanto la comida era mi más grande placer. Recuerdo que en secundaria me salía de clases para ir por una dona o un mollete a la tiendita de la escuela. Empezaba mi día con un tremendo antojo de azúcar y no tenía mucha conciencia de lo que comía.

A los 16 me fui de viaje y subí mucho de peso; ocho kilos por lo menos. Regresé a la prepa y comía pésimo. Desayunaba galletas seguidas de quesadillas o tacos de canasta, café y refrescos light. Perdí un poco el rumbo. Me hice más independiente y empecé a comer fuera de mi casa. Ahí me di cuenta de que la comida me afectaba mucho más de lo que pensaba.

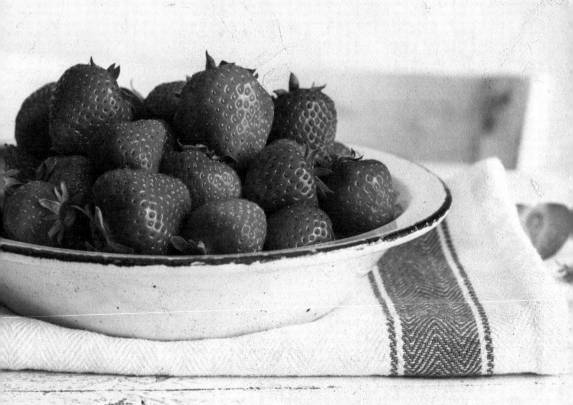

En esos años empecé a subir de peso, sufrir cambios de humor y en mi nivel de energía. No me sentía bien, tenía constantes antojos, hambre todo el tiempo y no pensaba en otra cosa más que en comida. Me di cuenta de lo mucho que la comida afecta no sólo el cuerpo, es decir, que subas de peso, o la piel, sino todo tu estado de salud, físico y mental.

Me percaté de que si comía mal, me sentía mal. Sentía que estaba gorda, me sentía aletargada, con flojera, cansada, sin ganas de hacer ejercicio, me salían granitos en la cara. Tenía alergias. Sentía que no era yo.

Probé de todo: muchas dietas de revista, ayunos de manzanas y agua, masajes reductivos. Algunos no servían para nada o servían por un periodo corto. Pronto volvía a mis malos hábitos.

¡Mi problema era el azúcar! ¡Las harinas, las pastas! Y respecto a eso, ninguna dieta en ese momento era lo suficientemente enfática en cuanto al daño que nos hacen a largo plazo estos productos. Es decir, yo sabía que era bueno comerme una gran ensalada, pero después me premiaba con un helado o un pastel. Así, todos los días. No veía cambios muy positivos. Tampoco en ese momento se hablaba mucho del verdadero veneno que es —aunque deliciosa— el azúcar. Una adicción más difícil de superar que la del cigarro y las drogas. Y lo peor de todo: ¡es legal! La consumimos en 90% de la comida procesada e industrializada y está directamente relacionada con la mayoría de las enfermedades, así como con los problemas digestivos, hormonales, autoinmunes, alergias, y con el sistema inmunológico. Una cucharada de azúcar baja tus defensas hasta por seis horas.

Hoy sé que mi día depende mucho de cómo fluye mi mañana. Por eso tengo mis rituales mañaneros y los hago aun estando de viaje y los fines de semana. Me gusta tener energía, claridad mental, fuerza, sentirme ligera. Hacerlo siempre vale la pena.

Nourish to flourish...
nutrirse para FLORECER.

Mi BÚSQUEDA POR EL BALANCE

Siempre he sido muy curiosa y me encanta investigar y leer hasta profundizar en los temas que me interesan. Cuestionaba a los doctores acerca de sus métodos alimenticios, e incluso los ponía a veces en situaciones incómodas al darme cuenta de que ni siquiera ellos tenían la respuesta real y que sus dietas eran meramente un remedio temporal. Todos sabemos que reduciendo drásticamente las calorías, o quitando un grupo de alimentos por completo, como las grasas o los carbohidratos, bajamos de peso.

Pero lo que no terminaba de tener sentido para mí era por qué todos los nutriólogos que consultaba, en vez de nutrir, se dedicaban a restringir, y sólo se preocupaban por que la báscula marcara un kilo menos a la semana. No les importaba en lo absoluto que me llenara de refrescos sin azúcar, ni gelatinas light, o si tenía alguna reacción a ciertos alimentos. Si no comía carne, entonces la proteína la sustituían por queso. En esos años, en los que no comía nada de carne, básicamente vivía de queso y queso, y al día siguiente, más queso.

Vi a muchos doctores buscando la solución para bajar cinco, siete kilos. Así pasé años, hasta la universidad, en donde comencé a tomar el camino largo: investigar y probar en mí lo que funcionaba mejor. Empecé a ver la comida y los ingredientes como algo que afectaba mi cuerpo, para bien o para mal.

Un día me encontré el libro *La nueva antidieta*, de Marilyn Diamond, y fue como una iluminación. De ahí en adelante empecé a leer libros y más libros acerca de nutrición, y a tratar otro tipo de métodos. Dejé de tomar para siempre refrescos, papitas, imitación de quesitos, comida procesada, frita; todo lo que en ese momento sentía que no me hacía bien. Comencé a involucrarme más en la cocina todos los días.

Ya un poco más grande, por ahí de los 22, me interesé más por la nutrición y seguí leyendo sobre el tema.

Con el tiempo fui descubriendo, por ejemplo, qué cosas me hinchaban y cuáles me deshinchaban. Al ser actriz, los días de llamado o comercial me daba cuenta de que si cenaba sushi, pizza o azúcar la noche anterior, amanecía hinchadísima de los ojos. La necesidad te lleva a experimentar para ver qué te funciona. Así, poco a poco, encontré el balance de lo que me hace bien.

Hoy lo que busco es favorecer la desintoxicación naturalmente con comida de temporada, de buena calidad, baja en azúcar y planeada. Con un poco de organización puede ser delicioso y muy fácil de hacer.

SUPLEMENTOS

☆ No es necesario consumir suplementos si consumes las cantidades adecuadas de nutrientes en tus comidas diarias.

☆ Ten cuidado con las modas y la mercadotecnia.

☆ Los suplementos naturales son literalmente comida y te llenan de nutrientes: cacao, chía, clorela o espirulina.

☆ Cuando consumes suplementos naturales tu cuerpo sabe la medida de lo que necesitas.

☆ Un mismo suplemento no es bueno para todos por igual.

☆ Yo consumo colágeno hidrolizado con bromelina, que es una enzima de la piña con propiedades antiinflamatorias y anticancerígenas, y en invierno tomo suplementos de vitamina D_3.

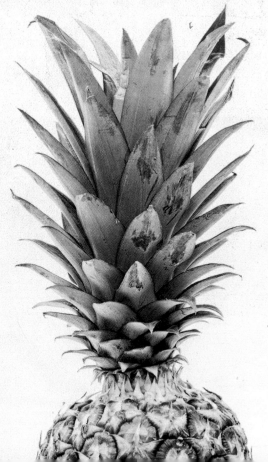

GAZPACHO

2 personas | 10 minutos

4-6 jitomates bola maduros, dependiendo del tamaño
1 diente de ajo
1 pepino, sin semillas y pelado, cortado por la mitad o en cubos
½ pimiento rojo, sin semillas
1 tallo de apio, cortado
1 limón
2 cucharadas de aceite de oliva extra virgen
sal de mar y pimienta al gusto

 Si sientes la sopa muy espesa, agrega un poco de agua.

Lava todos los vegetales.

Corta los jitomates por la mitad y rállalos en un rallador grueso, para que puedas sacar el jugo, pero no uses la cáscara. Puedes pelarlos fácilmente poniéndolos en una olla con agua hirviendo por 5 minutos.

Licúa todos los ingredientes, agrega el aceite de oliva y vuelve a licuar.

Sazona con sal y pimienta y sirve frío.

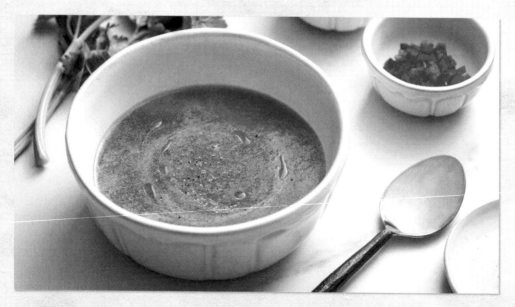

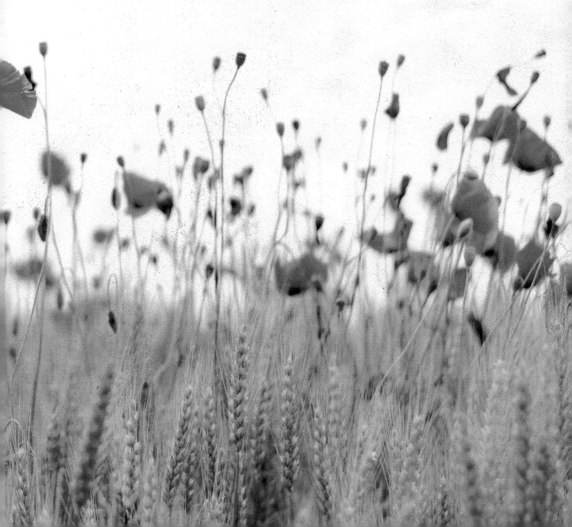

Aunque tomes jugo verde a diario, ayunes,
hagas ejercicio y comas orgánico,
no te sentirás sano mientras sigas teniendo
basura en la mente e intoxicado el corazón...

Acompáñalo siempre
de una ensalada.

CAMOTE AL HORNO

2 personas | Aproximadamente 1 hora; el tiempo de cocción depende del tamaño del camote.

- **1** **camote chico con piel, perfectamente lavado y cortado en bastones**
- **1** **cucharada de aceite de oliva**
- **2** **ramas de romero o tomillo fresco**
  sal y pimienta al gusto

Precalienta el horno a 180 °C.

Coloca los bastones de camote en una charola y masajea con aceite de oliva, romero o tomillo, sal y pimienta.

Hornéalos por 15 minutos y revísalos. Dales la vuelta y sigue horneando por 10 minutos más hasta que estén crujientes.

Una porción es medio camote. Pártelo por la mitad y unta aceite de COCO y una PIZCA DE SAL y PIMIENTA.

MOUSSE DE CHOCOLATE Y AGUACATE

Esta receta la aprendí con mi maestra Renee Loux, quien me dejó publicarla, y es uno de esos postres que aunque son muy fáciles de hacer, sorprenden a cualquiera, por su sabor, cremosidad y balance perfecto, gracias a unos cuantos ingredientes que la hacen simplemente perfecta.

4 personas | 10 minutos + tiempo de refrigeración

- **2** **tazas de aguacate, entre más cremoso mejor**
- **½** **taza más 2 cucharadas de miel de maple**
- **1** **cucharada de vinagre balsámico (balsámico añejado es el mejor)**
- **1-2** **cucharadas de extracto de vainilla natural**
- **½** **cucharadita de shoyu o soya fermentada naturalmente (opcional)**
- **1** **taza de cocoa en polvo de buena calidad**
- **1** **taza de fresas picadas en cuadritos, o frambuesas enteras**
  algunas hojas de menta para adornar
  cacao nibs y coco rallado para espolvorear (opcional)

En un procesador de alimentos mezcla bien el aguacate con la miel de maple, el vinagre balsámico, la vainilla y el shoyu, hasta que esté cremoso e integrado.

A través de un colador ve agregando la cocoa, para que no se hagan grumos, y vuelve a mezclar.

Coloca el mousse en vasitos individuales, dejando un espacio para después agregar las frutas. Mételos al refri por una hora.

Una vez que los sacas del refrigerador adorna con una hojita de menta, frambuesas, fresas, coco y nibs de cacao.

 Se puede guardar tapado (sin la fruta) unos dos días máximo en el refrigerador, aunque es más rico recién hecho.

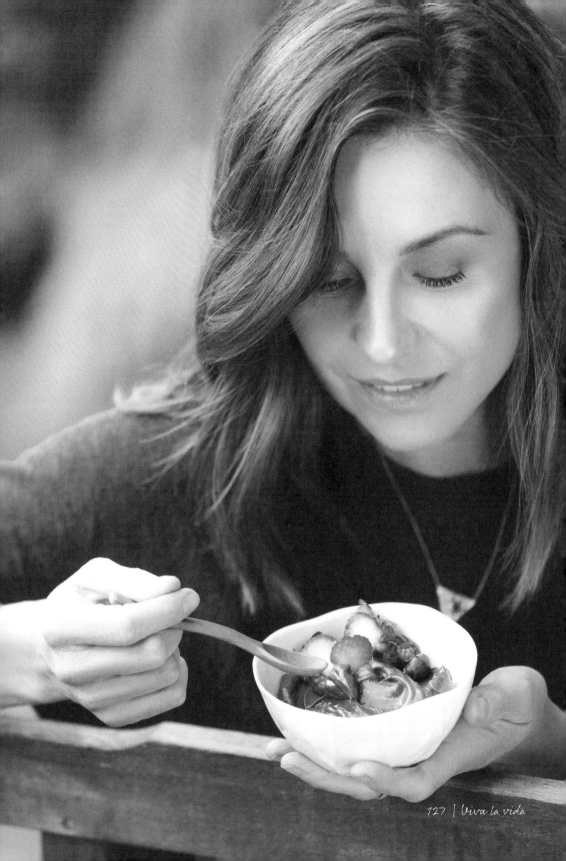

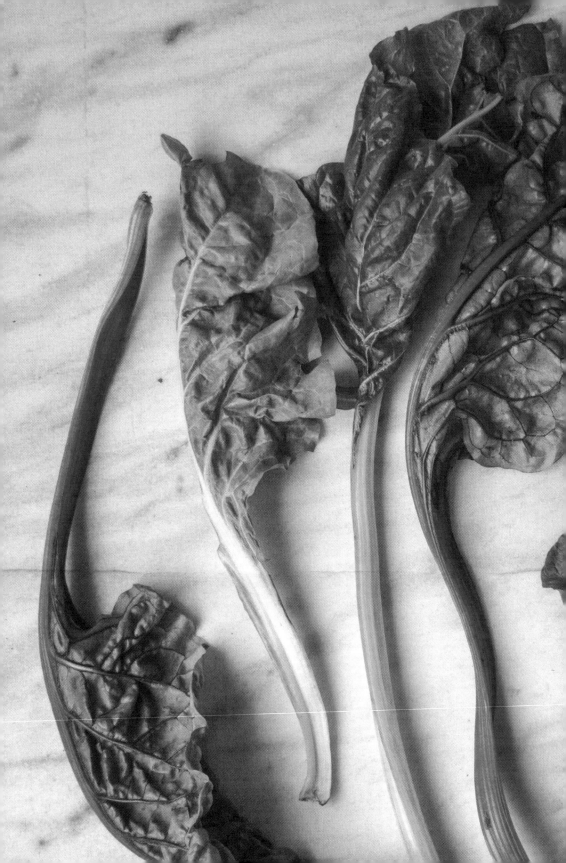

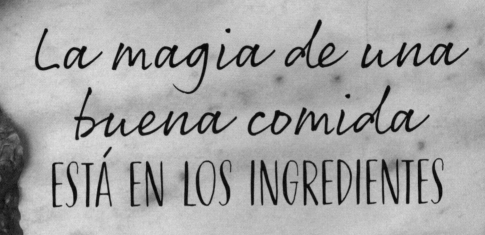

La magia de una buena comida ESTÁ EN LOS INGREDIENTES

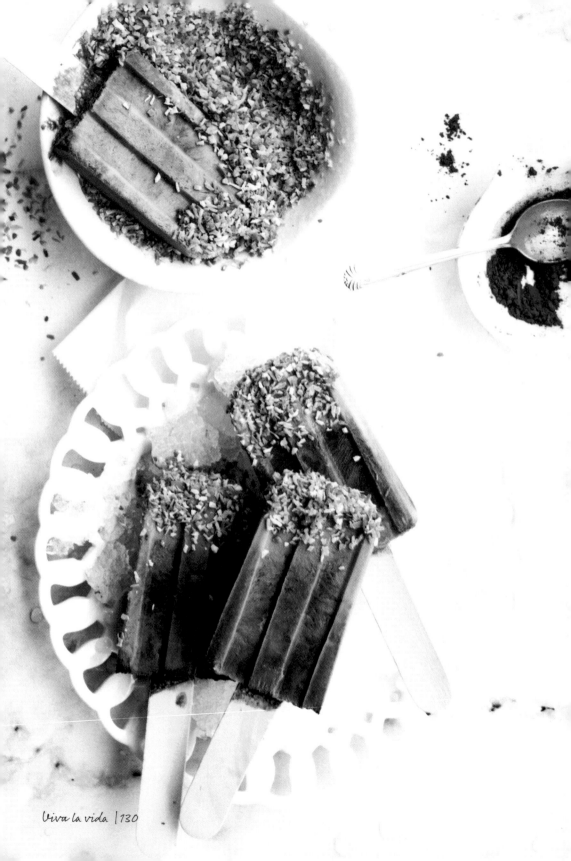

PALETAS DE CHOCOLATE

4 personas | 10 minutos + tiempo de congelación

Éste es un snack que les encanta a los niños, apto para detox y dietas, un postre nutritivo y delicioso al mismo tiempo.

Cuando hago un plan detox estricto, suplo la miel de maple por stevia o monk fruit. Según lo que uses, verás cuál es la cantidad exacta para ti. Ojo con la stevia, pues tiene un after taste muy particular, así que no le pongas mucha.

3 **tazas de leche de coco sin azúcar**

¼ **de taza de cocoa sin azúcar, orgánica es mejor**

½ **pieza de aguacate**

3 **cucharadas de miel de maple pura o una cucharadita de stevia verde, puro, o 2 cucharadas de monk fruit**

1 **cucharadita de vainilla concentrada o ½ de vainilla en polvo**

1 **pizca de sal**

Procesa todos los ingredientes con una batidora de inmersión; bate hasta integrar los sabores.

Distribuye en moldes para paletas y congela hasta que estén firmes.

Puedes decorar con coco rallado, chocolate líquido o amaranto una vez hechas.

La sal se agrega a las recetas dulces para intensificar el sabor dulce, pero ¡ojo!, una pizca es suficiente.

GRANOLA CON SEMILLAS

Me fascina la granola. Ésta se ve como granola pero no tiene granos, son sólo semillas. La hago todo el tiempo, porque es práctica de llevar a cualquier lado.

8 personas | 30 minutos

1	taza de almendras
1	taza de pepitas
1	taza de semillas de girasol
1	taza de nueces pecanas
¼	de taza de chía
¼	de taza de linaza
½	taza de coco rallado
3	cucharadas de aceite de coco
2	cucharadas de miel de abeja o de maple
1	vaina de vainilla o 1 cucharadita de extracto natural de vainilla
1	cucharada de canela
3	cucharadas de agua
1	pizca de sal

Parte las semillas grandes si es que quieres que queden en trozos.

En un bowl grande mezcla el aceite de coco, la miel, el coco rallado y las semillas de la vaina de vainilla. Agrega las semillas que picaste y revuelve para cubrir bien.

Espolvorea la canela y la sal.

Agrega el agua y mezcla todo.

Hornea durante 20 minutos a 160 °C hasta que adquieran un color dorado.

☆ A mí me gusta servirla sobre fruta con yogurt o leche, o para snackear en cualquier lugar, porque es muy fácil de llevar.

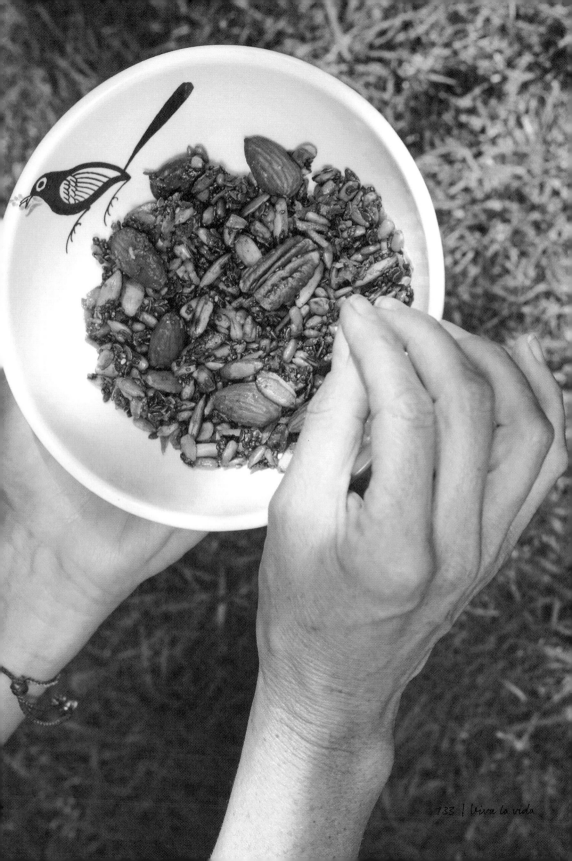

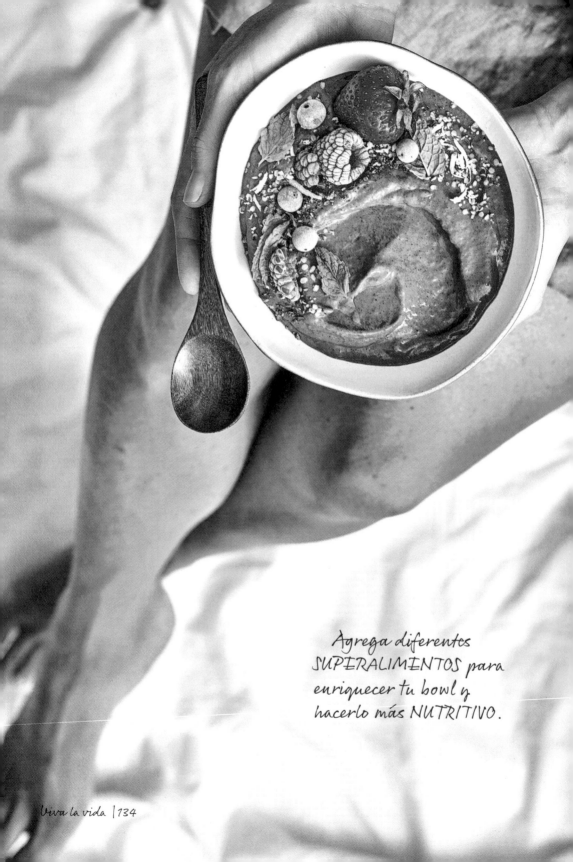

Agrega diferentes
SUPERALIMENTOS para
enriquecer tu bowl y
hacerlo más NUTRITIVO.

AÇAi BOWL

1 persona | 5 minutos

½ **taza de leche de almendra o coco**

1 **cucharada de miel de abeja o maple (opcional), también puedes usar stevia**

½ **plátano congelado**

1 **sobre de pulpa de açai congelado (½ taza aproximadamente) o 2 cucharadas de açai en polvo**

1 **cucharada de coco, rallado**

1 **cucharada de amaranto**

1 **cucharada de corazones de hemp**

1 **cucharada de cacao nibs**

1 **pizca de vainilla en polvo o media cucharadita de extracto de vainilla moras, frambuesas o fresas al gusto**

Licúa la leche con la miel, el plátano, las fresas y el açai.

Sirve en un bowl individual y decora con los demás ingredientes.

☆ Si no tienes plátano congelado agrega un par de hielos.

El ritual de la hora de la comida

Massimo Bottura, un chef que me encanta, dice que en Italia todos opinan que en ningún lugar se come tan rico como en casa de su madre y que nadie cocina tan bien como la abuela. Es ahí donde está la comunión familiar, en tus sabores de origen, tus sabores de infancia. Esos que te hacen recordar los momentos placenteros.

A veces estoy en un restaurante con gente querida, divertida; pido cosas deliciosas y la paso tan bien que pienso que ese lugar es el mejor. Pero puedo regresar un mes después o al día siguiente y pedir lo mismo, pero si no estoy con una compañía agradable, no me sabe igual.

Que tu abuela te haga un caldo de pollo con amor, hace que ese caldo sea curativo y delicioso y que guardes por siempre ese momento, esa vivencia.

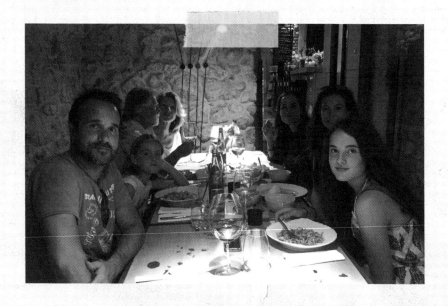

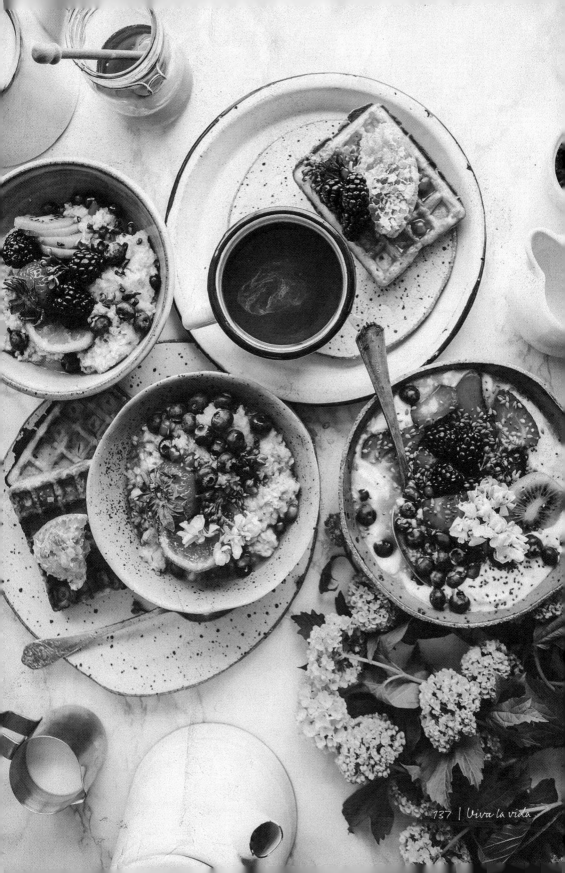

CALDO de POLLO PARA el ALMA ♡

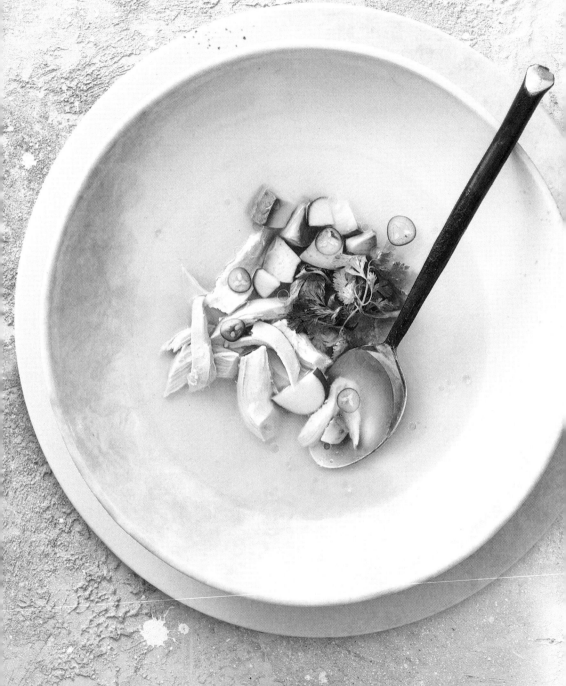

1 pechuga de pollo entera con piel
½ cebolla
3 tallos de apio, en tercios
1 puño de perejil
2 zanahorias, en tercios
1 cucharada de sal
   suficiente agua para cubrir el pollo y las verduras
1 trozo de jengibre fresco, rallado
   cilantro, cebolla, aguacate chile verde, limón para servir, al gusto

En una olla grande coloca el pollo entero junto con cebolla, apio, perejil y zanahoria; agrega sal al gusto y agua hasta que cubra los ingredientes por completo.

Tapa y cocina a fuego muy bajo, agregando agua, si es necesario (si ves que se reduce demasiado).

Cuando el pollo esté bien cocido, sácalo, quítale la piel y los huesos. Deshebra la carne y reserva.

Cuela el caldo y resérvalo. Las verduras ya no sirven, porque ya sacaron todo su sabor y propiedades, las puedes desechar. Puedes reservar el caldo y el pollo para comerlo cuando quieras. Para hacerlo:

Calienta sólo la porción que vayas a consumir, agrégale un poquito de jengibre fresco rallado y la porción de pollo del tamaño de la palma de tu mano.

Para servir acompáñalo con cilantro picado, chile verde, cebollita picada, aguacate picado en pequeños cuadritos, limón al gusto, sal de mar y pimienta.

Lo que te sobre puedes guardarlo en el refrigerador por 3 días o congelarlo.

☆ Puedes usarlo como base para darles más sabor a tus sopas y también para comerlo a la hora de la cena.

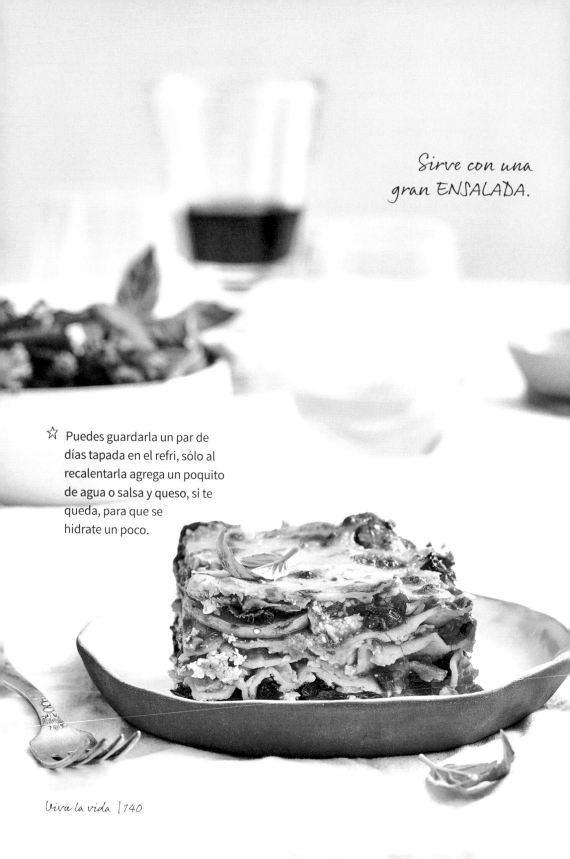

*Sirve con una
gran ENSALADA.*

☆ Puedes guardarla un par de
días tapada en el refri, sólo al
recalentarla agrega un poquito
de agua o salsa y queso, si te
queda, para que se
hidrate un poco.

LASAÑA

4 personas | 50 minutos

- 2 cucharadas de aceite de oliva
- 2 dientes de ajo
- ½ cebolla blanca
- 4 tazas de espinaca, lavada, sin tallos
- 6-7 hojas de albahaca
- 1 cucharada de orégano
- ¼ de taza de poro
- 8 jitomates maduros, sin piel
- ¾ de taza de jitomates de lata
- 1 cucharadita de tomillo (opcional)
- 1 berenjena mediana
- 1 calabacita mediana
- 1 taza de queso ricotta
- 2 tazas de queso manchego, rallado
- ¾ de taza de queso parmesano, reggiano de preferencia, para cubrir la superficie
- 18 láminas de pasta para lasaña
  sal de mar y pimienta al gusto

Primero hay que preparar la salsa de tomate, o si la tienes congelada, sacarla para que esté a temperatura ambiente.

En un sartén cocina con aceite de oliva el poro y un diente de ajo. Retíralo cuando dore y agrega espinaca, sal y pimienta; reserva en un plato.

Corta a lo largo las calabazas y en rodajas las berenjenas y ásalas en el mismo sartén con un poco de aceite de oliva y un toque de sal.

Acomoda todos tus ingredientes para armar la lasaña.

En un recipiente de unos 40 × 20 cm que puedas meter al horno comienza con una base finita de salsa de tomate, seguido de láminas de pasta de lasaña, después otro poco de salsa de jitomate, seguido por espinacas y ricotta; lo puedes mezclar ahí mismo. Luego una capa de pasta, después salsa de tomate, calabazas, albahaca, tomillo, queso manchego, y así sucesivamente una por una las capas de verduras hasta llegar al tope del recipiente. Al final baña con salsa suficiente, un poco más de queso, orégano y queso parmesano al final.

Cubre el recipiente con papel para hornear y si quieres sellarlo, coloca encima papel aluminio.

Cocina al horno a 180 °C por 20 minutos y retira el papel para que se siga cocinando unos 10-15 minutos más, hasta que el queso de encima esté bien dorado.

CARPACCIO de BETABEL

2 personas | 1 hora

2 betabeles grandes lavados, con cáscara

¼ de taza de aceite de oliva extra virgen

2 cucharaditas de cebollín finamente picado

½ taza de nueces, finamente picadas y tostadas

½ limón, sólo el jugo

1-2 tazas de arúgula
sal de mar y pimienta al gusto

Este platillo es IDEAL para preparar en ocasiones especiales, para una ENTRADA o como CENA ligera.

Precalienta el horno a 180 °C

Coloca los betabeles en un recipiente de vidrio para hornear, vierte agua hasta cubrir 2.5 centímetros desde el fondo y cúbrelo con papel aluminio.

Cocina por 45 minutos o hasta que los betabeles estén listos. La mejor manera de asegurarte de que estén bien cocidos es cuando puedas insertar un tenedor con facilidad en los betabeles.

Escúrrelos y déjalos enfriar.

Una vez que los betabeles se hayan enfriado, pélalos y córtalos en rodajas finas.

Para servir, acomoda las rodajas de betabel en 2 o 3 platos cubriendo la superficie.

Rocía los betabeles con un poco de aceite de oliva y agrega una pizca de sal de mar, el cebollín y las nueces.

Exprime unas gotas de limón y al centro de cada plato coloca un montoncito de arúgula.

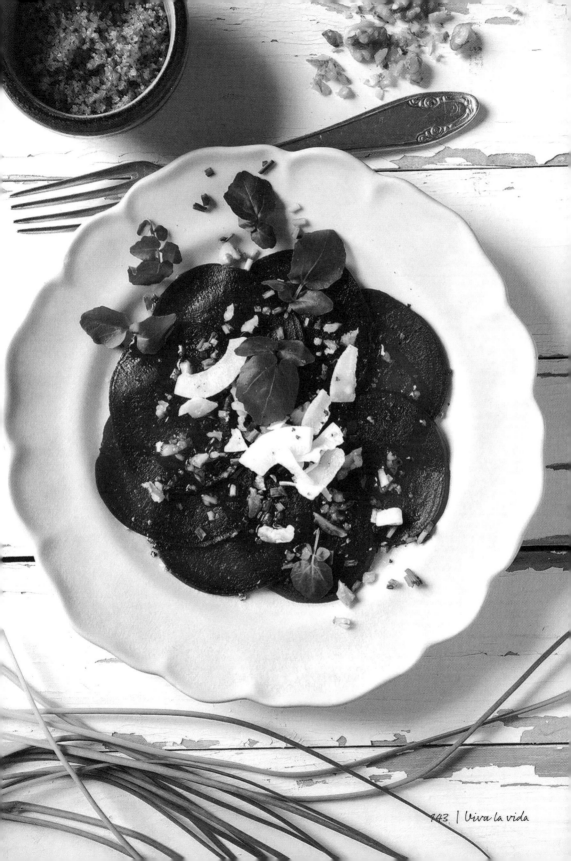

TARTA de ESPÁRRAGOS y QUESO de CABRA

2 personas | 45 minutos

PARA LA MASA

- ⅓ de taza de harina de almendra
- ½ taza de harina de yuca
- ⅓ de cucharadita de sal
- 4 cucharadas de mantequilla fría, cortada en cuadritos
- 1 yema
- ½ cucharadita de sal
- 1 cucharadita de romero, finamente picado

PARA EL RELLENO

- 1 taza de queso de cabra
- 4 huevos
- 1 cucharada de fécula de maíz
- ½ taza de leche (la que quieras, de almendra, vaca, cabra o coco)
- ¼ de taza de cebolla, finamente picada
- 1 taza de espárragos, lavados y cortados en 2 cm de largo aproximadamente
- 10 puntas de espárragos
- ½ taza de poro, rebanado finamente
- 1 cucharadita de tomillo seco
- 1 cucharadita de sal y pimienta al gusto
- ¼ taza de parmesano reggiano, finamente rallado

PREPARAR LA MASA

En un bowl comienza a mezclar las harinas, la sal, agregando la mantequilla hasta deshacerla con los dedos por completo, la yema y el romero hasta integrar por completo.

Una vez que tengas una bola de masa, sin grumos, envuélvela en papel encerado o plástico y métela al refrigerador en lo que preparas el relleno.

Saca del refri la masa y extiéndela con las manos en el molde hasta que quede como de medio cm de grosor. Cubre también los bordes del molde a unos 2 cm de alto. Pellizca un poco las orillas para formar un borde crujiente.

Pincha con un tenedor la masa por en medio y métela al horno por unos 15-20 minutos a 159 °C. Retira del horno cuando esté semihorneada y reserva.

PREPARAR EL RELLENO

Sazona en un sartén con mantequilla o aceite la cebolla, el poro y los espárragos; las puntas sazónalas después con cuidado y mantenlas por separado.

En un bowl mezcla todos los ingredientes y déjalos reposar un poco, repartiendo muy bien el queso de cabra para que se integre, al igual que la fécula de maíz.

Vierte el contenido del bowl en el molde con la masa semihorneada y acomoda por encima las puntas de los espárragos.

Hornea durante 30 minutos o hasta que las orillas y el queso estén dorados.

☆ Acompáñala con una ensalada.

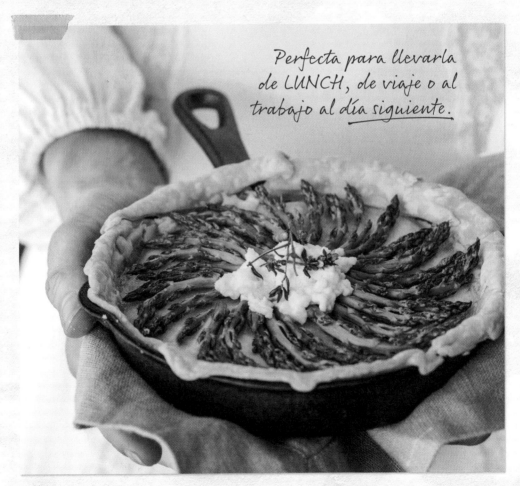

Perfecta para llevarla de LUNCH, de viaje o al trabajo al día siguiente.

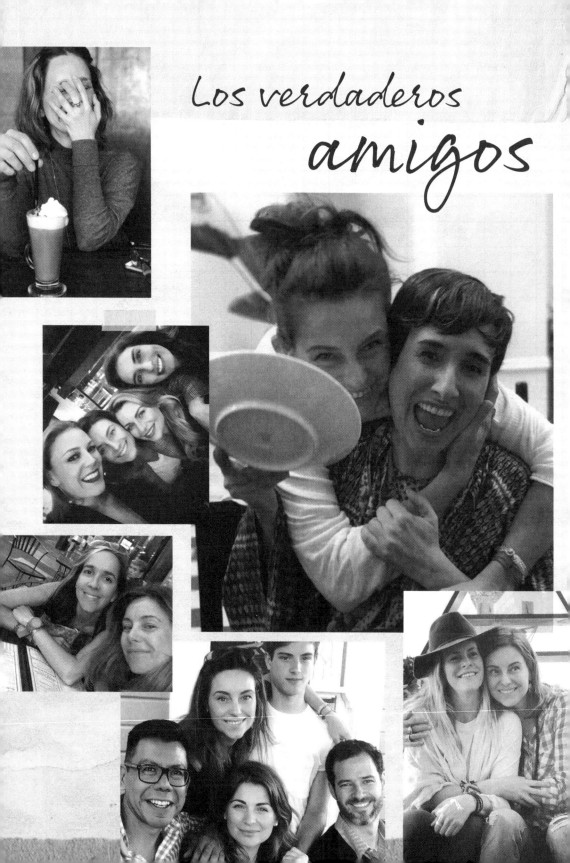

Los verdaderos
amigos

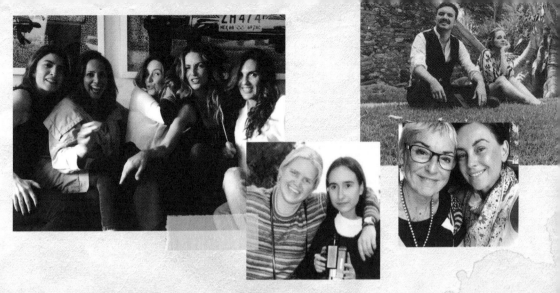

Su presencia te hace sentir en CONFIANZA,
te impulsan a emprender nuevas aventuras,
te levantan el ánimo con una carcajada,
están contigo aunque no se los pidas,
te hacen sentir como en casa,
son HONESTOS contigo,
saben escuchar SIN JUZGARTE,
te recuerdan tus FORTALEZAS,
te APOYAN en tu proceso de crisis,
celebran tus ÉXITOS.

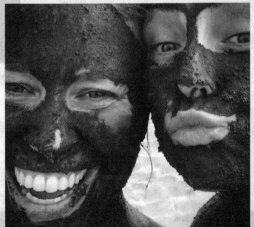

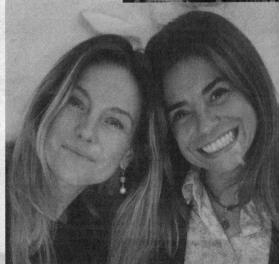

SABORES EXÓTICOS

Cocinar siempre ha sido una gran terapia que me aterriza y me mantiene en el presente. Siempre fui muy dispersa y soñadora y en la cocina tienes que estar en el momento. No puedes estar picando y con la mente en otro lado porque te cortas un dedo. Cocinar me mantiene en la tierra, me enfoca en lo que estoy y estimula mi creatividad. Cocinar es crear algo, es el proceso que existe entre tener harinas y polvos a tener un pastel, lo cual me resulta divertido y es mi manera de aportar. Cuando tengo una reunión con amigas, siempre dicen: "A Domi le toca el hummus". Y es que de tanto que me gusta cocinar, tomé una receta, la perfeccioné y se volvió mi hummus. Tanto así que cuando fuimos a Turquía en 2015 pasó algo muy hermoso. Allá en todos lados te sirven hummus y probé con mis hijas todo tipo de hummus deliciosos. Fuimos a un montón de lugares, desde restaurantes hasta mercados, y al final mis hijas dijeron: "Mamá, es que el tuyo te queda más rico".

Al final no es que el mío sea mejor, es que uno ama los sabores a los cuales se acostumbra.

Mi placer más grande es viajar, transportarme, no estancarme en un lugar. Empaparme constantemente de experiencias nuevas. Los viajes nutren y son el motor para seguir descubriendo diferentes vidas. Siempre que viajo, más que turistear, me gusta averiguar qué hace la gente de ahí, a dónde va, qué come. Me gusta hospedarme en barrios donde viven los locales, despertarme en la mañana, ir al mercado, buscar los alimentos de temporada, ir a los supermercados y descubrir diferentes marcas y productos que nosotros no tenemos. La comida es una gran manera de conectar con otras culturas.

También he descubierto que puedo recrear en mi cocina esos sabores y esas texturas que me hacen transportarme. Viajando por Vietnam, India o Nepal, me gustaba probar la comida y cerrar los ojos tratando de descifrar qué era lo que tenía, intentaba identificar cada sabor y cada condimento y después me iba al mercado en busca de esos ingredientes. Tiempo después me metí a una clase de comida india y aprendí cómo conseguir la consistencia perfecta del curry, y fue como transportarme a ese mercado y descubrir todos esos sabores, colores y texturas. Es algo que me apasiona; la comida se ha vuelto una vía para viajar. Muchas veces tengo la sensación de que la vida es demasiado corta para conocer todo lo que hay por conocer. Pero con los viajes siento que me adentro más en la vida: mi vida en condición de nómada eterna.

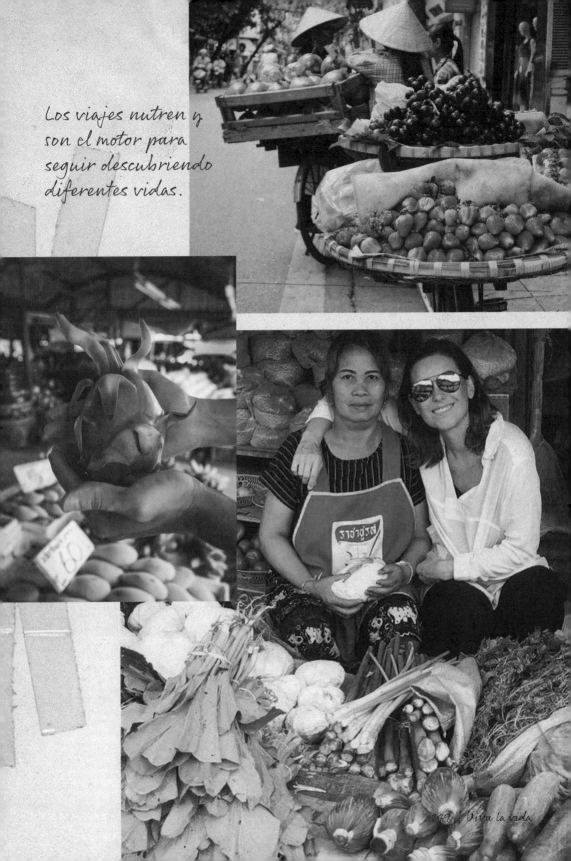

Los viajes nutren y son el motor para seguir descubriendo diferentes vidas.

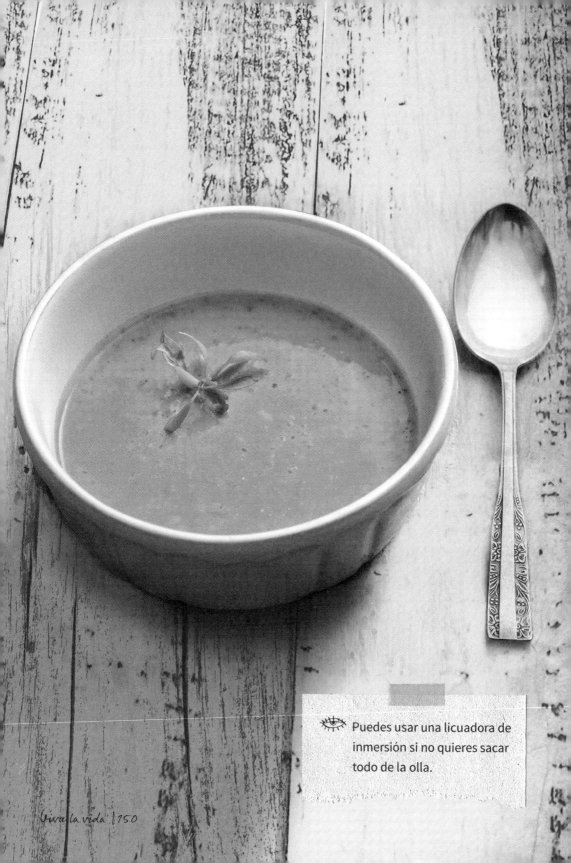

👁 Puedes usar una licuadora de inmersión si no quieres sacar todo de la olla.

SOPA CREMOSA CON CHÍA

4 personas | 25 minutos

Esta sopa es una delicia total. Nunca me había convencido una sopa de zanahoria, hasta que la probé en Costa Rica, en un retiro. Decidí hacerla en mi casa, pero agregando nuevos ingredientes.

Me fascina para días lluviosos o fríos. Es perfecta para llevar al trabajo o para una cena deliciosa, ligera y relajante.

1½	cucharadas de aceite de coco
½	cebolla, picada
3	cucharadas de jengibre, pelado y rallado
3	cucharadas de curry en polvo (página 157)
1	diente de ajo, picado
5	zanahorias, peladas y picadas
1	taza de camote, pelado y picado
5	tazas de agua
1	lata de leche de coco sin azúcar
1	limón, sólo el jugo
½	taza de cilantro, picado

El CAMOTE y la ZANAHORIA combinan perfectamente, y aportan betacarotenos.

En una olla saltea en aceite de coco la cebolla, el jengibre, el ajo y el curry hasta que la cebolla esté suave, sin quemarse.

Agrega las zanahorias y el camote, el agua, el limón, la leche de coco, sal y pimienta y cocina tapado hasta que el camote y la zanahoria estén suaves.

Agrega cilantro y deja que se enfríe un poco para licuarlo y que quede una sopa cremosa.

Antes de servir vuelve a calentarla y agrega la chía, que poco a poco se inflará.

Sirve con un poco de hojas de cilantro frescas.

☆ **Betacarotenos:** poderosos antioxidantes que ayudan a fortalecer el sistema inmune, reducir resfriados, proteger la piel de la radiación solar, prevenir problemas de visión, y son anticancerígenos.

HUMMUS

4 personas | 35 minutos

2 **tazas de garbanzos cocidos**
1 **cucharada de bicarbonato**
4 **cucharadas de tahini (crema de ajonjolí)**
½ **taza de aceite de oliva extra virgen y extra para servir**
1 **diente de ajo pequeño o 1 echalote**
1 **limón amarillo, puede ser verde, si no encuentras**
¼ **de taza de agua helada**
sal de mar y pimienta al gusto
paprika al gusto

Remoja los garbanzos en agua toda la noche para que sean más fáciles de digerir y escurre el agua, lavándolos un poco.

En una olla pon los garbanzos con una cucharadita bicarbonato de sodio y calienta sin agua por un minuto, revolviendo. Esto les quitará un poco el gas y ayudará a que se desprenda la cascarita al cocerlos.

Agrega agua y sal hasta cubrirlos por encima.

Déjalos cocer por unos 20-25 minutos hasta que estén suaves, pero que no se deshagan.

Escúrrelos y con agua corriendo quítales las cascaritas.

Pásalos a un procesador de alimentos, que es lo ideal, aunque una licuadora puede funcionar, pero será más difícil sacar la mezcla después.

Agrega el tahini, el aceite de oliva, el ajo o echalote, un poco de sal y pulsa hasta moler los garbanzos con todos los ingredientes. Exprime el jugo de un limón y poco a poco incorpora agua helada, hasta lograr una consistencia cremosa, que no sea demasiado líquida. Pruébalo y añade limón, sal de mar y pimienta.

Para servir, colócalo en un plato hondo, con un chorrito de aceite de oliva por encima y un toque de paprika.

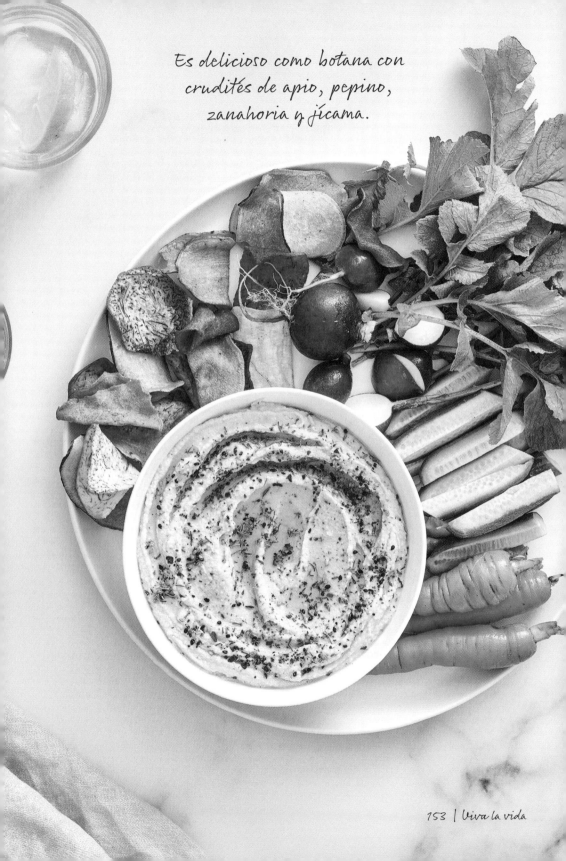

Es delicioso como botana con
crudités de apio, pepino,
zanahoria y jícama.

FAINÁ

Probé por primera vez el fainá en Uruguay. Se come en cualquier ocasión, acompañando una comida o como botana.

4 personas | 25 minutos + tiempo de reposo de la masa

PARA LA BASE

- 1 taza de harina de garbanzo
- 1¼ de tazas de agua tibia
- 3 cucharadas de aceite de oliva o de coco
- ½ cucharadita de sal y de pimienta pizca de comino molido
- 1 cucharada de aceite de coco o
- 1 ghee para engrasar el sartén

PARA SERVIR, AL GUSTO

- hojas de arúgula o berros
- aguacate
- aceitunas negras
- jitomate rebanado maduro
- albahaca fresca, picada
- cebolla morada, rebanada
- un chorrito de aceite de oliva
- gotas de limón amarillo
- queso feta, opcional

PREPARAR LA MASA

En un recipiente mezcla todos los ingredientes y bate hasta que se incorporen bien.

Deja reposar la mezcla en el refrigerador, mínimo una hora.

En un sartén, te recomiendo que sea mejor de hierro forjado, unta un poco de aceite de coco, y cuando esté caliente vierte la masa, como si hicieras una crepa. Espera a que le salgan burbujas, baja el fuego y con cuidado voltéala para que se cocine por los dos lados.

Déjala enfriar para que su consistencia se endurezca un poco y no se rompa al desmoldar.

SERVIR

Coloca encima del fainá las verduras y el queso y rocía con un buen aceite de oliva.

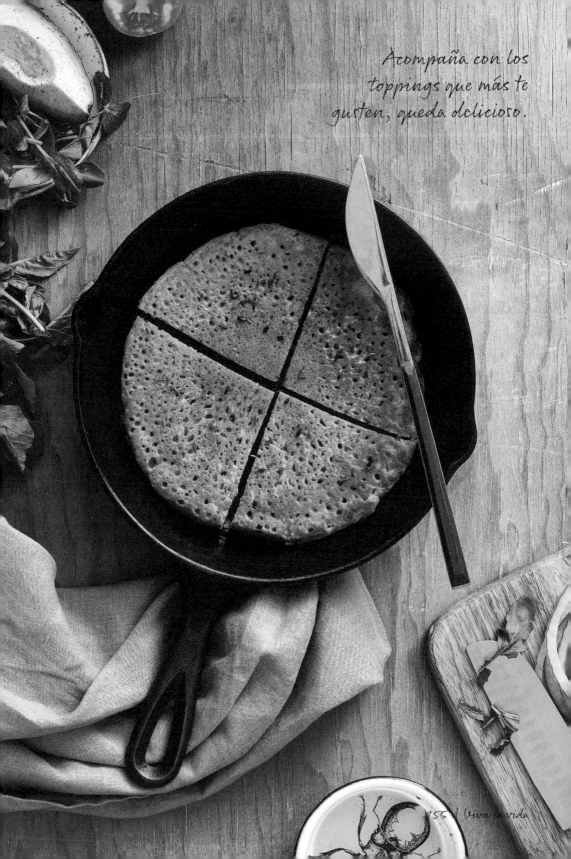

Acompaña con los toppings que más te gusten, queda delicioso.

GARAM MASSALA

El garam masala es una mezcla de especias que se usan mucho en la comida india y es muy fácil de hacer.

Además de darles un sabor muy especial a las sopas, puedes usarlo en verduras, y la combinación de estas especias calienta el cuerpo, activa tu metabolismo, ayuda a la digestión y circulación, así que no dejes de probarlo.

Lo mejor es usar un mortero o un molinito donde mueles los granos de café.

½ taza | 5 minutos

1 **cucharadita de semillas de cardamomo**
2 **cucharadas de semillas de cilantro**
2 **cucharadas de semillas de alcaravea**
1 **raja de canela**
1 **cucharada de clavos de olor**
1 **cucharadita de pimienta negra entera**

En un sartén a fuego lento calienta los ingredientes.

No permitas que se quemen, sólo caliéntalos por unos 5 minutos moviendo constantemente, para que se activen los sabores con el calor y después muélelos finamente.

Puedes guardarlo en un frasco bien tapado por varios meses, aunque sabe mejor fresco y recién molido, así que yo prefiero hacerlo seguido en pequeñas cantidades.

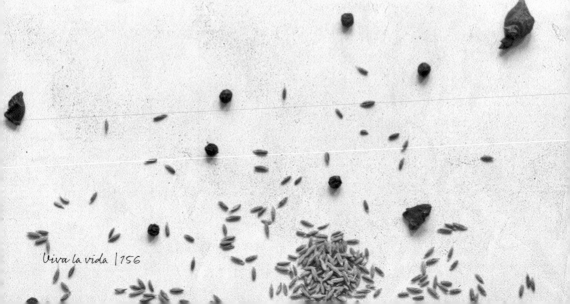

CURRY

El curry es una mezcla de especias que a veces se vende en polvo o en pasta, como el mole... así lo venden en la India. Hay muchos tipos de curry, dependiendo de la zona, el platillo y las especias que se muelan. Éste es un curry básico, una mezcla de especias fáciles de encontrar en México, y lo uso para sopas, verduras, pollo. Puedes comprar curry en muchos lugares y probar diferentes tipos hasta que encuentres tu favorito.

½ taza | 5 minutos

- **2 cucharadas de cúrcuma en polvo**
- **2 cucharadas de comino en polvo**
- **3 cucharadas de semillas de cilantro en polvo**

Muele todas las especias en un mortero juntas hasta que se integren.

Almacena en un recipiente de vidrio con tapa hermética para evitar que se pongan húmedos.

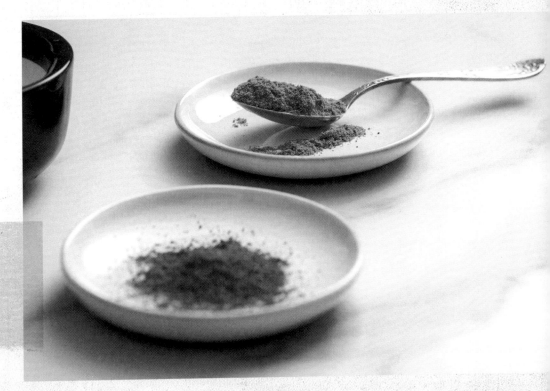

SOPA DE CALABAZA MASALA

4 personas | 45 minutos

- 4 tazas de calabaza butternut squash o de Castilla (que por dentro sea naranja)
- 2 cucharadas de aceite de coco
- ¼ de cebolla, picada
- 3 tazas de caldo de verduras, de pollo o agua
- ½ cucharadita de cúrcuma en polvo
- ½ cucharadita de especias masala
- semillas de calabaza, tostadas, opcional
- sal de mar y pimienta negra molida al gusto

Pela y corta la calabaza, quítale las semillas, que puedes tostar en un sartén a fuego muy bajo con una pizca sal y usarlas al momento de servir.

Calienta en una olla el aceite de coco, la cebolla y la calabaza en cuadritos al mismo tiempo, agrega sal y cocina moviendo por 5 minutos.

Agrega un poco de agua a la olla, tápala y deja cocinar con su propio vapor hasta que la calabaza esté suave y puedas picarla con un tenedor.

Ponla en una licuadora cuando esté cocida. Agrega caldo de verduras o de pollo o agua, y licúa; si no te cabe, usa sólo la mitad del líquido.

Viértela de nuevo en la olla, calienta y sazona con las demás especias; ajusta el agua o el caldo para que tenga una consistencia cremosa, pero de sopa, y añade sal y pimienta, si es necesario.

Para servir, puedes agregar las semillas de calabaza tostadas, cilantro y una pizca de pimienta de Cayena, opcional.

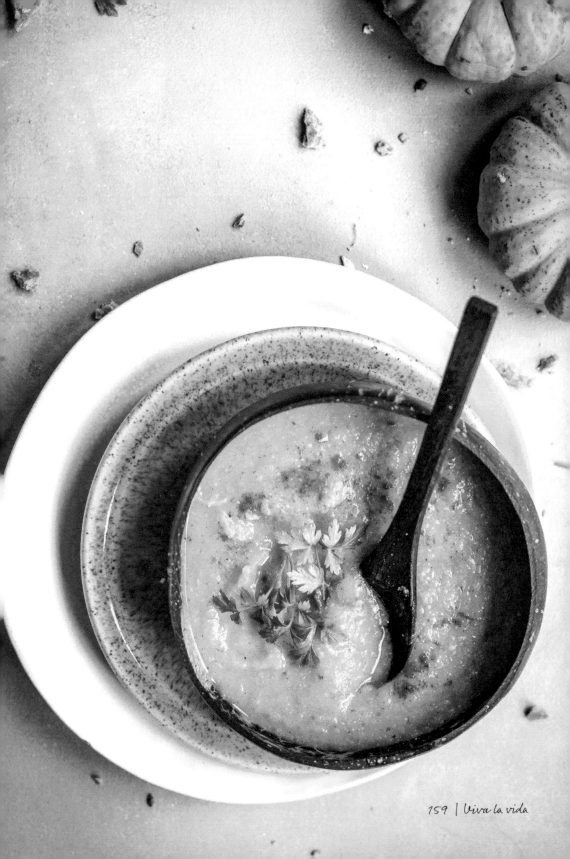

PASTA CON VERDURAS TIPO ASIÁTICO

- 1 paquete de vermicelli, de preferencia de frijol mungo, si no encuentras, de arroz está bien
- 10 espárragos
- 1 taza de habas frescas
  taza de brócoli, en ramitos
- ½ taza de chícharos chinos (aplanados)
- ½ taza de cebolla
- 1 zanahoria, cortada finamente en juliana
- 1 cucharada de ajo
- 2 cucharadas de aceite de ajonjolí
- 1 cucharada de aceite de oliva
- 1 taza de germinado de soya orgánico no GMO

- 1 cucharada de semillas de ajonjolí
- 1 cucharada de cebollín, finamente picado
- 2 cucharaditas de vinagre de arroz
- 2 cucharadas de miel de maple
- 1 cucharadita de hojuelas de chile en polvo
- ½ taza de agua caliente o caldo de verduras
  tamari o salsa de soya fermentada al gusto
  unas gotas de limón amarillo al gusto
  pimienta negra al gusto
- 2 ramitas de cilantro más, para decorar

Remoja previamente la pasta vermicelli en agua fría o a temperatura ambiente durante 1 hora o más si es posible y resérvala.

Blanquea los espárragos, las habas, los chícharos chinos y el brócoli.

Corta la cebolla y el ajo finamente, puede ser en láminas o cubitos.

Calienta un sartén amplio o wok a fuego moderado y agrega los aceites, y una vez que tomen temperatura incorpora la cebolla y el ajo. Acitrona y agrega un poco de tamari o soya; después el resto de las verduras a excepción del germen de soya.

Saltea los ingredientes para que los sabores se vayan incorporando. Continúa con las semillas de ajonjolí, y sigue salteando hasta que suelten su aroma.

Saca la pasta del agua, escurre el exceso y agrégala al sartén con las verduras.

Comenzaremos a darle sabor con el vinagre de arroz, la miel de maple, el tamari (agrega muy poco, porque es muy salado) y hojuelas de chile. Saltea un poco y agrega el caldo de verduras. Esto hará que el vapor del caldo cueza la pasta de forma inmediata.

PAN DE YUCA

Ésta es una delicia que descubrí en 2011 en un viaje por Ecuador. Es un snack típico, que venden por todos lados, como en México los puestos de esquites. Se llama pan de yuca y son bolitas de pan horneadas, que ellos acompañan con yogurt. Desde que las probamos nos parecieron deliciosas, y aunque en internet vi varias recetas, después de muchos intentos encontré que ésta es la más rica y parecida al sabor que recuerdo.

Me fascina porque tiene una consistencia de pan, pero no tiene ningún grano, así que es perfecta.

12 bolitas de 3 cm | 30 minutos + tiempo de refrigeración

2½ **tazas de harina de yuca o harina de tapioca**
½ **cucharada de sal**
1 **cucharadita de polvo para hornear**
1 **taza de queso manchego, rallado finamente**
1 **taza de queso panela, rallado finamente**
2 **tazas de queso Oaxaca, rallado finamente**
1 **barra de mantequilla fría de 125 g, partida en cubitos**
2 **huevos orgánicos**
1 **cucharada de crema, orgánica de preferencia**

Mezcla primero los polvos en un recipiente, con los quesos. Después agrega la mantequilla y ve amasando hasta que se integre perfectamente.

Agrega los huevos y sigue mezclando; al final la crema.

Tendrás una masa bien integrada y sin grumos. Haz 12 bolitas de aproximadamente 3 cm cada una y guárdalas por al menos una hora en el congelador.

Precalienta el horno a 180 °C y hornéalas por unos 15-20 minutos. A mí me gustan doradas.

 Claro que los ingredientes locales, como el queso, la mantequilla y la harina de yuca (o tapioca) de allá tienen sabores propios, pero te aseguro que es un snack o desayuno perfecto, gluten free y súper nutritivo. A los niños les encanta. Lo mejor es congelarlos, porque recién hechos se derriten demasiado en el horno, así que el secreto es congelar, sobre un papel encerado y bien tapados en un recipiente, y sacarlos poco a poco, para recalentar cuando se te antojen.

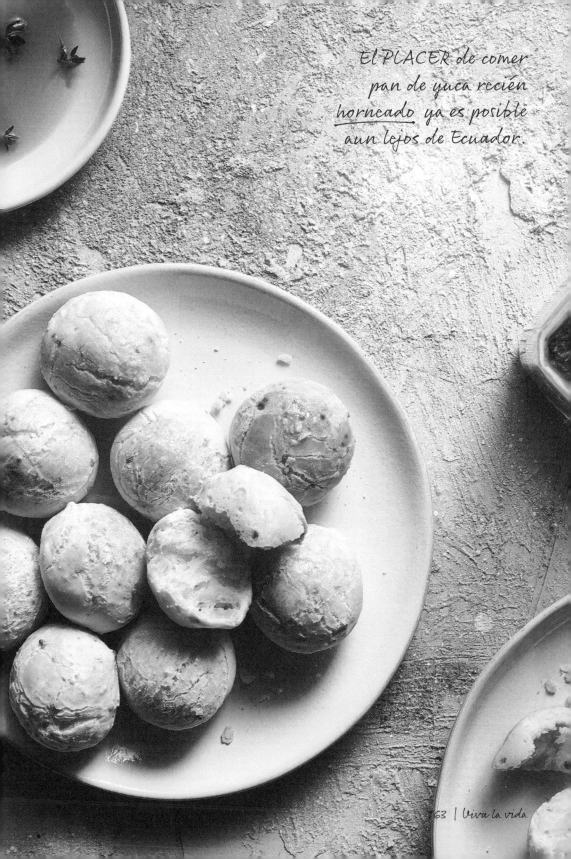

El PLACER de comer
pan de yuca recién
horneado ya es posible
aun lejos de Ecuador.

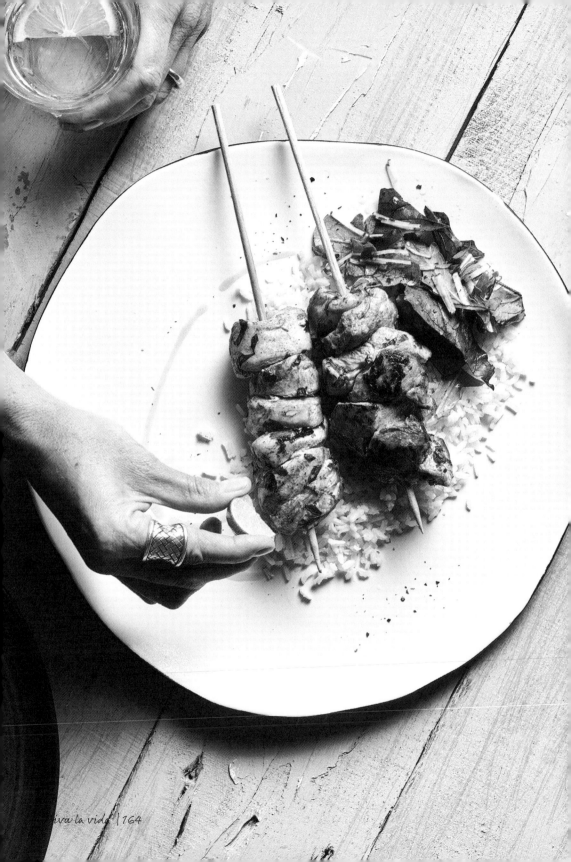

BROCHETAS DE POLLO CON TAMARI Y JENGIBRE

2 personas | 25 minutos + tiempo de marinado

- **2** **filetes de pollo orgánico, aplanados (en forma de milanesa)**
- **2** **cucharadas de aceite de oliva extra virgen**
- **1** **cucharada de tamari o salsa de soya**
- **½** **taza de cilantro, picado**
- **½** **limón, sólo el jugo**
- **½** **ajo, finamente picado**
- **1** **cucharadita de jugo de jengibre**
- **1** **cucharadita de cúrcuma en polvo**
- **¼** **de cucharadita de comino en polvo**
- **1** **pizca de sal**
- **1** **pizca de pimienta**
- **1** **cucharadita de aceite de coco (para poner las brochetas al sartén)**

Corta las milanesas de pollo en cubos de aproximadamente 2 centímetros.

En un recipiente con tapa mezcla todos los ingredientes (menos el aceite de coco).

Deja marinando el pollo en la mezcla por al menos dos horas o si puedes toda la noche.

Ensarta los cubos de pollo en palitos de brocheta previamente humedecidos.

Calienta el aceite de coco en un sartén o parrilla y coloca las brochetas. Gíralas aproximadamente cada 3 minutos, hasta que queden doradas uniformemente.

Sírvelas calientes, puedes agregar un poco de jugo de limón.

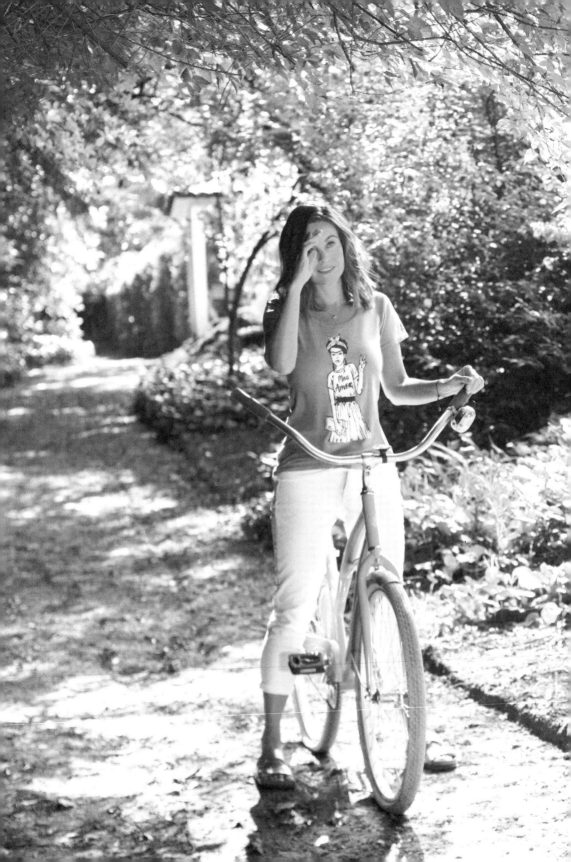

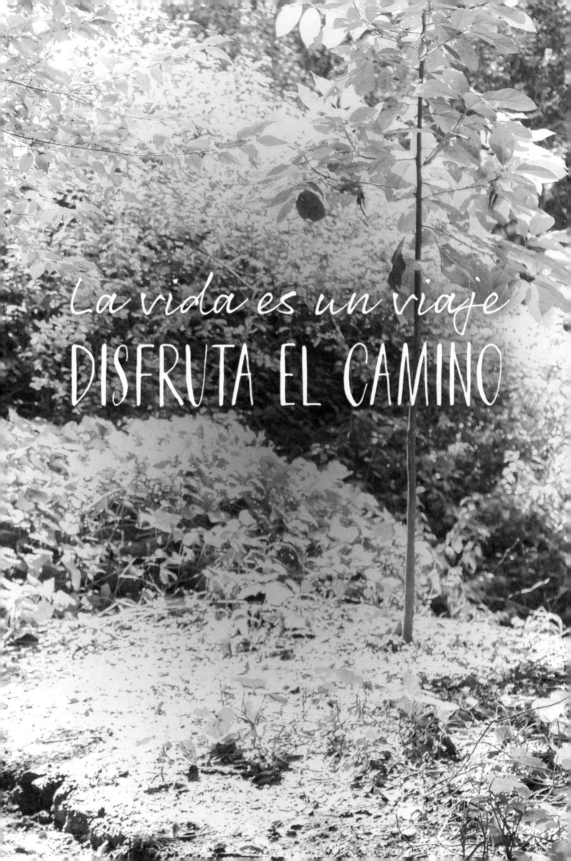

CURRY FÁCIL DE HACER

2 personas | 25 minutos

2 cucharadas de aceite de coco

1 cucharada de ghee o mantequilla

½ taza de cebolla, picada

1 hoja de laurel

½ cucharadita de semillas de cilantro

½ cucharadita de semillas de mostaza

½ cucharadita de semillas de comino

1 chile de árbol seco

1 pechuga de pollo orgánico, partida en trozos o cubos de 2 centímetros

1 diente de ajo, finamente picado

1 cucharada de curry en polvo (página 157)

4 cucharadas de pasta o puré de tomate

½ taza de las siguientes verduras: brócoli, chícharos, chícharos chinos, coliflor o pimiento morrón rojo

½ taza de agua

2 tazas de leche de coco sin endulzar o 1 lata de crema de coco

1 cucharada de tamari o salsa de soya natural

1 cucharadita de vinagre balsámico

1 cucharada de jengibre fresco rallado

6 nueces de la India crudas, finamente picadas

1 cucharadita de miel de maple (opcional)
hojas de cilantro al gusto, para adornar

Calienta el aceite en un sartén grande y hondo o en un o wok a temperatura media. Agrega cebolla para acitronar, una hoja de laurel, las semillas de cilantro, mostaza y comino y el chile. Deja que se sazonen un poco, sin quemarse.

Después agrega el pollo y el ajo para que se selle un poco y en seguida el curry, la pasta de tomate y las verduras. Si tu mezcla está demasiado seca, agrega un poco de agua y leche de coco, y continúa cocinando hasta que los sabores se fusionen.

Agrega el resto de la leche de coco y baja el fuego, para que no se corte la leche. Agrega el tamari, la miel de maple, el vinagre y exprime el jugo del jengibre sobre el wok, mezcla y prueba si necesita un poco de sal.

Para servir ponlo en platos hondos y por encima espolvorea con nueces de la India y un poco de cilantro fresco.

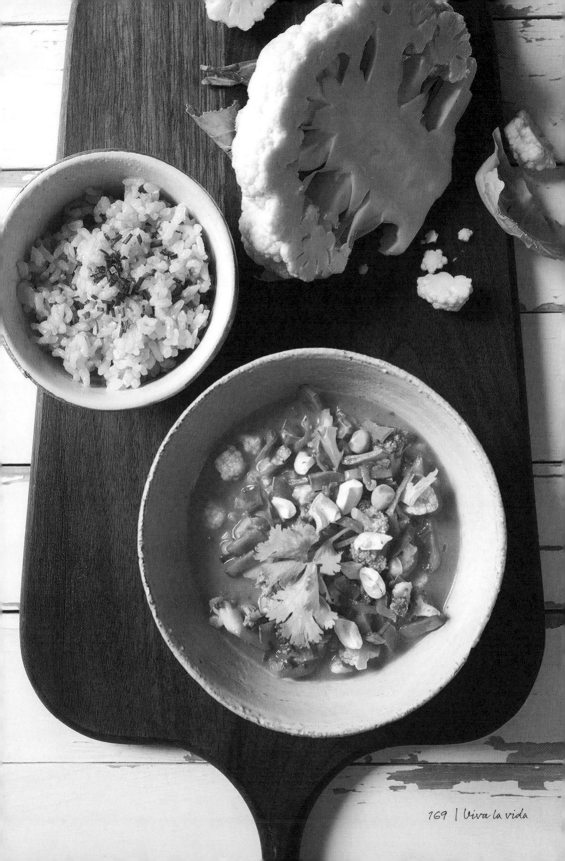

POTAJE CON SABOR A LA INDIA ***

Esta receta es un must en mi casa y la hago muy seguido porque me recuerda los sabores y aromas de la comida india. No es una receta tradicional india, pero la mezcla de especias y texturas me encanta. Es muy nutritiva y perfecta cuando quieres un plato vegetariano, que además calienta el cuerpo.

Puedes conseguir las especias en la sección de importados del supermercado o tiendas asiáticas.

4 personas | 35 minutos

2 **tazas de garbanzos, frescos y lavados**
2 **cucharadas de aceite de coco**
2 **cucharadas de ghee**
2 **hojas de laurel**
1 **cucharadita de semillas de mostaza**
1-2 **chiles de árbol secos**
1 **cucharadita de semillas de comino**
1 **cucharada de semillas de cilantro**
½ **taza de cebolla blanca, picada**
2 **dientes de ajo, pelados y machacados**
2 **tazas de camote, pelado y cortado en cubos de 1 cm aproximadamente**
2 **cucharadas de curry en polvo (página 157)**
¾ **de taza de puré de tomate o tomates en lata (orgánicos, siempre que se pueda)**
1 **cucharada de comino en polvo**
1 **taza de cilantro fresco**
 sal y pimienta al gusto

Antes de empezar a cocinar hay que tener cocidos los garbanzos, que se tardan mucho, así que lo que yo hago es remojarlos la noche anterior, o varias horas antes y cocinarlos en agua con sal.

Escúrrelos y calienta en un wok o sartén hondo el aceite de coco más una cucharada de ghee con las especias: hojas de laurel, las semillas de mostaza, comino, los chiles y las semillas de cilantro. El chiste es que no se quemen, sólo que saquen su aroma y sabor en el aceite, así que en cuanto estén dorados agrega la cebolla, el ajo y saltea brevemente.

Después agrega el camote en cubitos y los garbanzos cocidos, sal y una pizca de pimienta.

Añade un poco de agua, una taza aproximadamente, y mezcla. Después agrega el curry, revolviendo muy bien, y al final el puré de tomate. Baja el fuego y tapa. Deja que se cocine, hasta que el camote y los garbanzos estén suaves y la mezcla espese, sin secarse. Si la ves muy seca, agrega un poco de agua. Añade un poco de comino en polvo, al gusto.

Prueba y ajusta sabores. Al final agrega una o dos cucharadas de ghee, que le dará mucho sabor y cremosidad, y sirve con hojas de cilantro.

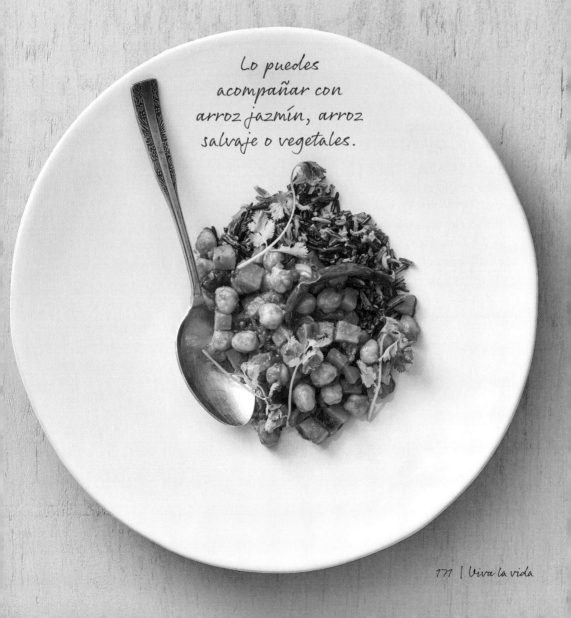

Lo puedes acompañar con arroz jazmín, arroz salvaje o vegetales.

COMIDA Y ROMANCE

Conocí a Fabián, mi esposo, varios años antes de empezar a salir, pero él tenía pareja y yo también, y aunque coincidíamos en todos lados y a veces nos hacíamos ojitos, ninguno de los dos estaba disponible. La tarde que me invitó a comer y cocinó para mí, me conquistó. Era sábado y yo estaba haciendo ejercicio. Me propuso comer y pensé que quería invitarme a algún restaurante, pero la comida fue en su casa y preparada por él. Un hombre que cocina me parece sexy y seguro de sí mismo. Que Fabián me cocinara me pareció de lo más rico. Me preparó una especie de frittata de verduras al horno y una ensalada con nueces y queso, deliciosa. Fue súper lindo saber que le gustaba cocinar.

Para mí ha sido increíble estar con un hombre que disfrute no sólo de comer, sino del proceso de cocinar.

Nuestra relación tiene mucho que ver con la comida. Cuando viajamos, descubrir mercados, lugares ricos, ingredientes, cocineros locales, es parte de la aventura y muchas veces planeamos viajes en torno a disfrutar la comida.

Hoy en día nuestros fines de semana son súper cocineros. Nos gusta mucho ir al mercado. Plantamos un huerto en casa que es la salvación cuando se termina el hinojo, la menta, el perejil o alguna otra hierba. Tener hierbas frescas a la mano realza cualquier plato de manera muy fácil; agregan sabores que a lo mejor no tenías en mente.

Por ejemplo, tenemos unos ravioles que son nuestros ravioles. Fabián y yo fuimos buscando y perfeccionado la receta para hacer pasta gluten free. Los sábados o domingos preparamos la masa y con un aditamento muy simple hacemos los ravioles, el relleno y la salsa. Y aunque limpiar la cocina es lo que menos me gusta, ésas son siempre nuestras mejores mañanas. Las niñas bajan, ayudan, ponemos la mesa y se hace una especie de unión familiar, en donde estás en lo que estás. Las mejores conversaciones y risas surgen en esos momentos. Al final, el proceso de cocinar en familia o con amigos es el pretexto perfecto para tener algo que hacer mientras platicas. Hablas de tu día, de la semana, de la escuela, del novio, en fin, pláticas agradables.

Por eso es padrísimo encontrar amigos que también disfrutan de la comida. Tenemos varias parejas de amigos con las que nos juntamos a cocinar. Cada quien lleva algo y son esos momentos en la cocina en los que se forma una armonía perfecta. Es como una orquesta: a alguien se le ocurre agregar tal ingrediente, o hacer tal o cual cosa, y así salen las mejores recetas. Es la magia de las comidas casuales sin ningún tipo de pretensión. Muchas veces nos gusta hacerlas en el jardín porque no cabemos adentro y el día está lindo como para hacer un picnic. Estás en contacto con la naturaleza y se vuelven momentos de disfrutar algo rico juntos.

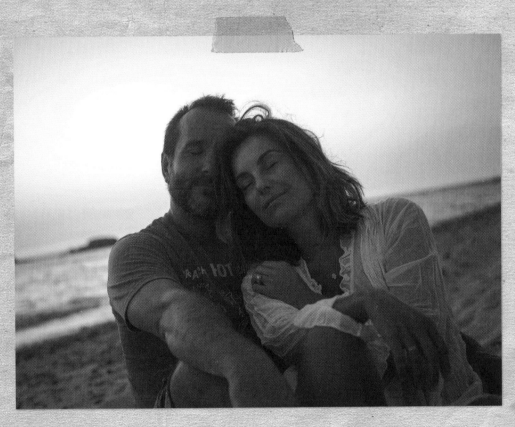

♡♡♡

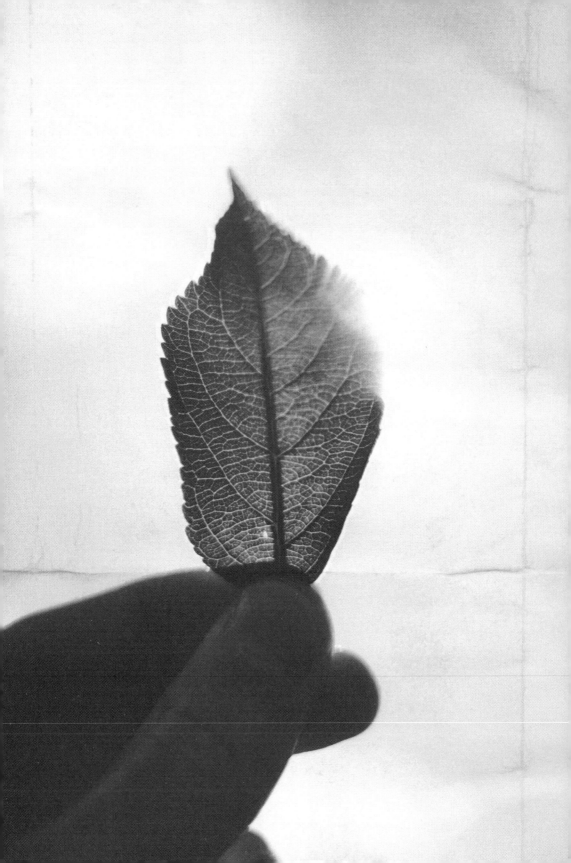

DONDE ESTÁ TU ATENCIÓN,
está tu energía

FRITTATA de VERDURAS de TEMPORADA

2 – 4 personas | 15 minutos

Este platillo es ideal para cuando tienes restos de verduras preparadas de la semana y no sabes qué hacer con ellos. Aprovecha lo que te sobra en el refrigerador, acuérdate de que necesitas muy poquito de cada ingrediente. Juega y experimenta con nuevos sabores: chícharos, ejotes, zanahoria, acelgas, camote, etcétera.

2	**cucharadas de aceite de oliva o mantequilla**
2-3	**tazas de verduras de la temporada picadas como: calabaza, calabacín, kale, espinacas, brócoli o las que tengas a la mano**
¼	**de taza de cebolla, finamente picada**
6	**huevos orgánicos**
½	**taza de leche de coco o de almendra sin azúcar**
¼	**de taza de hierbas frescas finamente picadas como: cebollín, albahaca o perejil**
1-2	**cucharaditas de sal de mar**
	pimienta al gusto

Calienta un sartén grande a fuego medio.

Agrega el aceite, después los vegetales, incluida la cebolla.

Cuece todo y mueve la mezcla de vez en cuando hasta que los vegetales estén suaves.

Mientras los vegetales se están cocinando, bate en un bowl mediano los huevos, la leche, las hierbas y la sal.

Vierte la mezcla del huevo en el sartén en donde cocinaste los vegetales; tápalo y déjalo unos minutos a fuego lento hasta que esté firme.

Sabrás que está lista cuando al meter un palillo en el centro salga limpio.

☆ Batir los huevos con la leche hará que tu frittata sea más esponjosa.

FRITTATA del "BRUNCH PALETA"

Ésta es una delicia porque no tiene reglas, cantidades o ingredientes precisos. Se trata de aprovechar lo que tienes a la mano y que aun así sea un éxito.

A mí me gusta usar muchas verduras, te recomiendo usar alrededor de ¼ de taza de cada una.

2 personas | 15 minutos

- 1 **cucharada de mantequilla**
- 1 **cucharada de aceite de oliva**
- 2 **tazas de espinaca, salteada**
- ¼ **de taza de poro, picado**
- 4 **huevos**
- ¼ **de taza de leche**
- ¼ **de taza de queso de cabra suave**
- ½ **taza de camote cocido o sobras de camote horneado, partido en cuadritos**
  sal de mar y pimienta al gusto

En un sartén calienta un poco de aceite y saltea la espinaca con el poro; agrega un poco de sal y pimienta.

Por separado, bate 4 huevos con la leche de tu elección. Agrega el queso de cabra y después el camote y la espinaca salteada.

Pon mantequilla en el sartén donde hiciste la espinaca y vierte toda la mezcla, con una pizca más de sal.

Baja el fuego y tapa el sartén; checa que no se seque.

Sabrás que está lista cuando al meter un palillo en el centro salga limpio.

Después, con cuidado, poniendo un plato encima del sartén, voltéalo y transfiere la frittata de regreso al sartén, para que se cocine por ambos lados.

Sirve o guárdalo en un papel encerado o tapado en un recipiente para que no se seque.

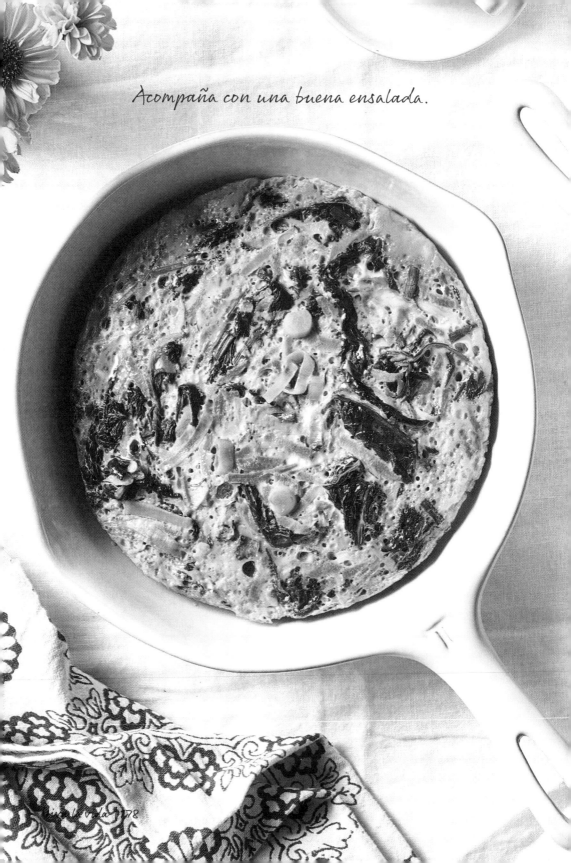

Acompaña con una buena ensalada.

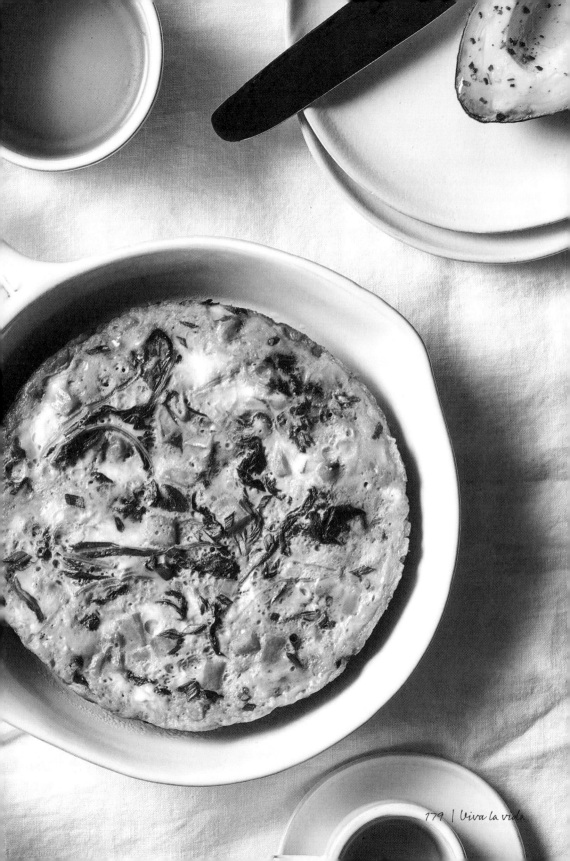

LOS MEJILLONES DE FABIÁN

4 personas | 35 minutos una vez limpios los mejillones

Éstos son oficialmente los mejores mejillones que he probado. Mi esposo se luce con esta receta que fue perfeccionando y que hoy es un clásico en mi casa y para invitar a amigos a disfrutarlos juntos.

El secreto es que estén fresquísimos, de otra manera es muy arriesgado comerlos, como cualquier marisco.

Los mejillones deben remojarse en una gran cubeta con agua, limpiarles la arena uno por uno y quitarles las raíces (pelitos) que tienen adheridas; después se enjuagan y todos deben estar cerrados. Si las conchas están rotas o vienen abiertas, deséchalos. No sirven. Lo mismo, al cocinarlos deben abrirse naturalmente con calor, si están muy cerrados es mejor no comerlos.

La mejor manera de conservarlos es una vez limpios y escurridos colocarlos en un recipiente y cubrir con un trapo y placas o bolsas de hielo, y ponerlos en el refrigerador. No más de un día.

- ½ **taza de aceite de oliva extra virgen**
- ½ **cebolla grande**
- ½ **poro**
- 3 **chiles de árbol secos**
- 2 **kg de mejillones lavados, perfectamente enjuagados y muy bien escurridos**
- 1 **cucharada de jengibre, rallado**
- 3-4 **dientes de ajo, picados**
- ½ **litro de vino blanco seco**
- 1 **lata de crema de coco sin azúcar**
- 1 **taza de perejil, lavado y picado**

Para preparar cómodamente los mejillones, usa un wok grande que tenga tapa, o una olla grande con tapa.

Pon a dorar en ½ taza de aceite de oliva la cebolla, el poro y los chiles de árbol.

Agrega los mejillones y deja que se integren los ingredientes.

Agrega el jengibre, el ajo bien picado, el vino blanco y la crema de coco.

Deja bien tapado y cada tanto revuelve los mejillones para que reciban el calor de forma pareja. Estarán listos en unos 25 o 30 minutos.

Para terminar agrega
PEREJIL finamente picado.

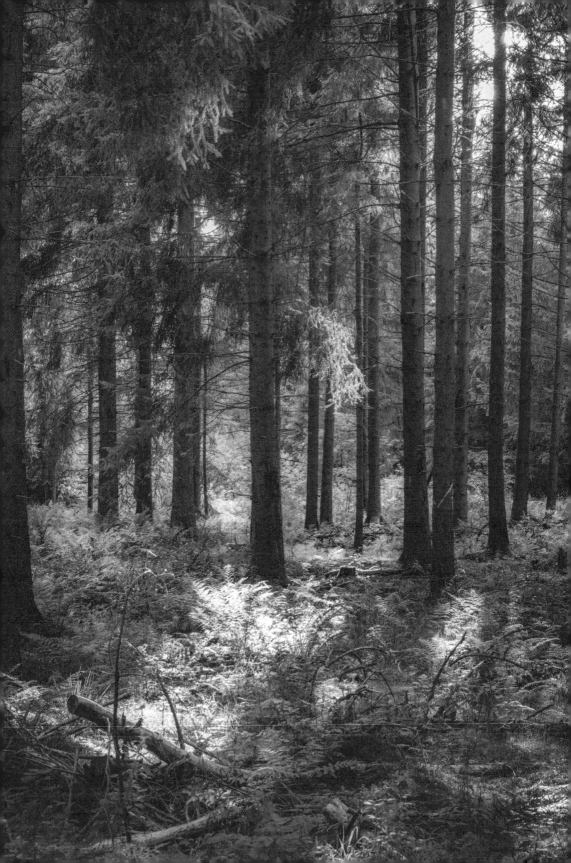

PEQUEÑAS ACCIONES PARA CAMBIAR EL MUNDO

Hay muchas maneras en las que puedes ayudar al medio ambiente y la mayoría de ellas no implica irte a vivir a una montaña alejado de la civilización (aunque sí puedes hacerlo, no es una mala idea), por ejemplo:

☆ Utiliza una bolsa de tela o canasta para hacer el súper.

☆ Usa una botella de vidrio o un termo y rellénala en vez de comprar botellas de plástico.

☆ Consume productos de alternativas sustentables que en su proceso de producciónbusquen disminuir la contaminación al mínimo.

☆ Evita pedir envolturas adicionales en las tiendas. Puedes reutilizar bolsas de regalo o papel para envolver.

☆ No imprimas a menos que sea imprescindible. Si lo haces, que sea por ambas caras del papel.

☆ Comparte el coche o úsalo lo menos posible.

☆ Si tienes un lavabo o una regadera que gotea, repárala.

☆ Coloca plantas para decorar. Además de ofrecer un ambiente de armonía en tu casa, las plantas tienen el poder de limpiar el aire del espacio en el que vives.

☆ Cambia todos los focos normales de tu casa por unos de led.

☆ Separa la basura aunque no te lo pidan.

☆ Compra local. Esos productos que no necesitan viajar miles de kilómetros para llegar a ti. Así también ayudas a reducir tu huella de carbono.

☆ Limpia tu casa y tu ropa con productos naturales.

☆ En vacaciones, busca lugares donde se preocupen por no molestar el ecosistema.

☆ Busca alternativas sustentables en todo lo que se te ocurra, como la ropa de algodón orgánico.

Una y mil veces, DI NO al plástico,
di NO a los popotes de plástico.

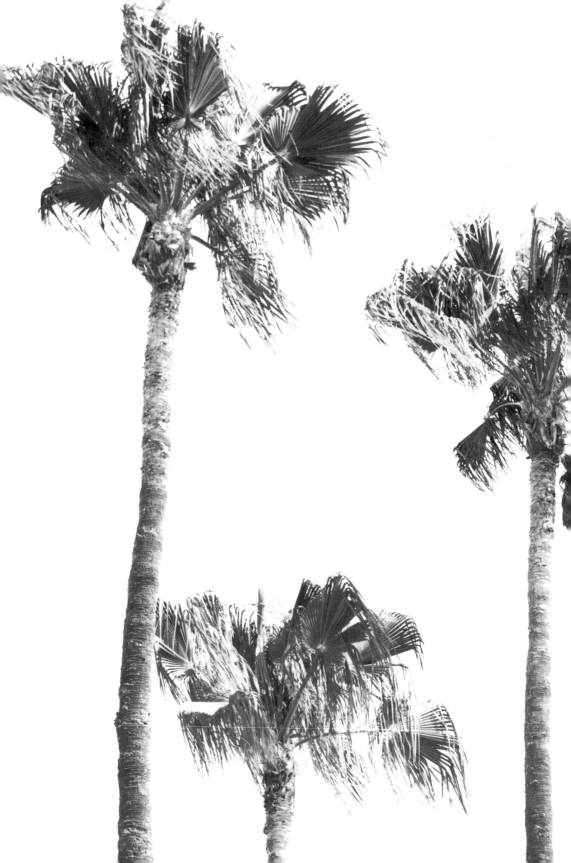

INTELIGENCIA ES LA HABILIDAD DE ADAPTARSE AL CAMBIO.

Stephen Hawkins

Mi tiempo y mis prioridades

Para llevar una vida más saludable se necesita tiempo: cocinar desde cero, seleccionar en el mercado los mejores ingredientes, meditar, salir a caminar, tomar el sol, poner los pies en la tierra… Y muchas veces sentimos que no disponemos de ese tiempo y que buscar una vida más balanceada es un sueño lejano e imposible. Yo creo que es cosa de evaluar las prioridades: si sigo comiendo comida chatarra o empacada, eventualmente me sentiré enferma o tan cansada que no podré seguir trabajando; si no medito, eventualmente acumularé tanto estrés que mi manera de pensar o relacionarme será torpe y poco eficiente. Y estar enferma, cansada, o ser poco eficiente, son cosas que verdaderamente me quitan el tiempo. Por eso he preferido reorganizar mis prioridades y hacer tiempo para lo que considero vital para mi salud y mi bienestar. Para esto tengo algunos trucos. Por ejemplo, llevo muchas cosas en mi bolsa o maleta de trabajo: apio con crema de almendras, nueces, granola y yogurt, muchos tés; a veces, si viajo en avión, llevo la dosis perfecta de leche de almendra que sé que me dejarán pasar. Una vez viajé con un huevo duro y me miraron muy feo. Pero hacer esto es algo que me da tranquilidad.

Intento también apegarme a mi ciclo natural: dormir al oscurecer, despertar al amanecer, respetar mis tiempos de descanso. Mantenerme en armonía con mi ciclo circadiano me ha permitido tener fuertes mis defensas, sentirme mucho mejor. Estar en contacto con la naturaleza, darme tiempo para tocar lo vivo, poner los pies en la tierra, tomar el sol, se ha convertido en una necesidad y un hábito.

Un comentario recurrente es de dónde saco tiempo para cocinar todo desde cero.

El tiempo —y más después de los 40— es oro. Es el tesoro más grande y preciado.

Y entonces, ¿cómo saco tiempo? ¿De dónde? Organizándome y estableciendo prioridades. A veces cocino los fines de semana; cuando tengo mucho trabajo, cocino mucho y voy descongelando; si tengo muchas ocupaciones en casa, prendo el horno mientras hago otras cosas.

Al principio, cuando decidí hacerlo, era una locura, pero cuando empecé a ver los resultados en mi estado de ánimo, en mi piel, en mi salud y energía, supe que valía la pena.

Si piensas: "Es que yo no tengo ni 20 minutos", detente y piénsalo dos veces. Sí los tienes. Pero los inviertes en otra cosa. Invierte tu tiempo en lo que te hace bien, lo mismo con el presupuesto.

Hay quien dice que comer orgánico es caro. Hay que buscar opciones, de mercaditos, comida artesanal, simple. La comida procesada no es siempre más barata. Porque a largo plazo le pasará una factura grande a tu salud.

La comida vendida a granel y los ingredientes sin etiquetas ni empaques suelen ser más baratos que los productos empacados. Además, tenemos el privilegio de vivir en un país con una variedad enorme de frutas y verduras.

Hemos heredado la idea de que la comida procesada nos facilita y nos libera ahorrándonos tiempo. Pero nos esclaviza. En vez de nutrirnos, nos inflama, nos enferma, nos envejece y nos vuelve adictos a ella.

Para hacer tus compras, primero reserva unas horas, sin prisa, de un día que tengas libre. Será como un paseo, pero en el súper. Dedícale tiempo a ese paseo. Lee con atención las etiquetas, evita los ingredientes dañinos. Aprende a reconocer los productos que contienen glutamato monosódico, transgénicos, endulzantes artificiales, colorantes y grasas hidrogenadas. Una vez que identificas qué es mejor comprar, las siguientes compras serán más rápidas. Entre menos ingredientes tenga un empaque y más los entiendas, mejor. Prueba comprar en el mercado local, busca la comida de temporada. Es más rica y más barata.

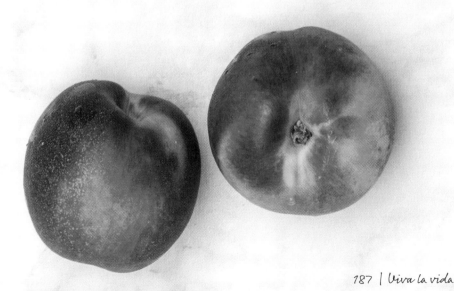

PASTEL SIN HARINA

6 – 8 personas | 1 hora 25 minutos

- **6** huevos orgánicos
- **½** taza de azúcar
- **1** cucharada de extracto de vainilla natural
- **½** cucharadita de sal
- **1** taza de chispas de chocolate oscuro o chocolate en barra de buena calidad
- **1** barra chica de mantequilla sin sal de 90 gramos
- **½** taza de harina de almendra

Precalienta el horno a 140 °C.

Divide los huevos en yemas y claras.

En un bowl bate las claras a punto de nieve agregando poco a poco ½ taza de azúcar.

En otro bowl mezcla las 6 yemas de huevo con la vainilla y la sal.

Derrite en baño María las chispas de chocolate y agrega de poco en poco la mantequilla.

Retira e incorpora las claras batidas y la harina de almendra.

Engrasa un molde circular para pastel de 9 pulgadas, vacía la mezcla y hornea por 1 hora.

Enfría dentro del molde, desmolda y deja reposar sobre una rejilla hasta que esté completamente frío.

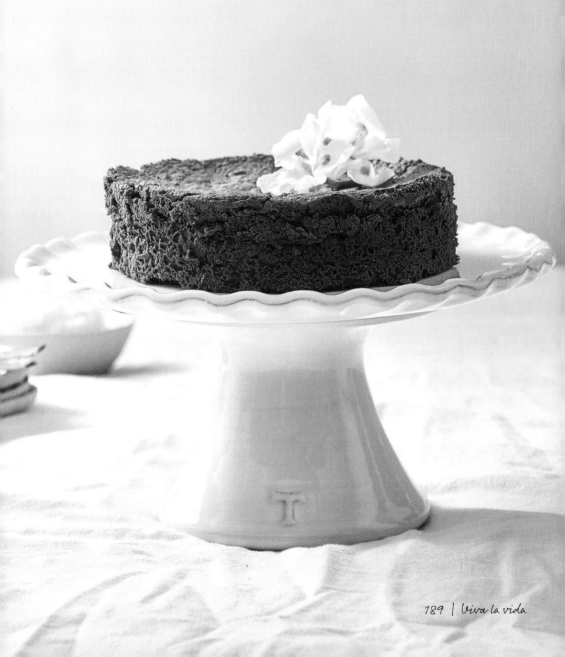

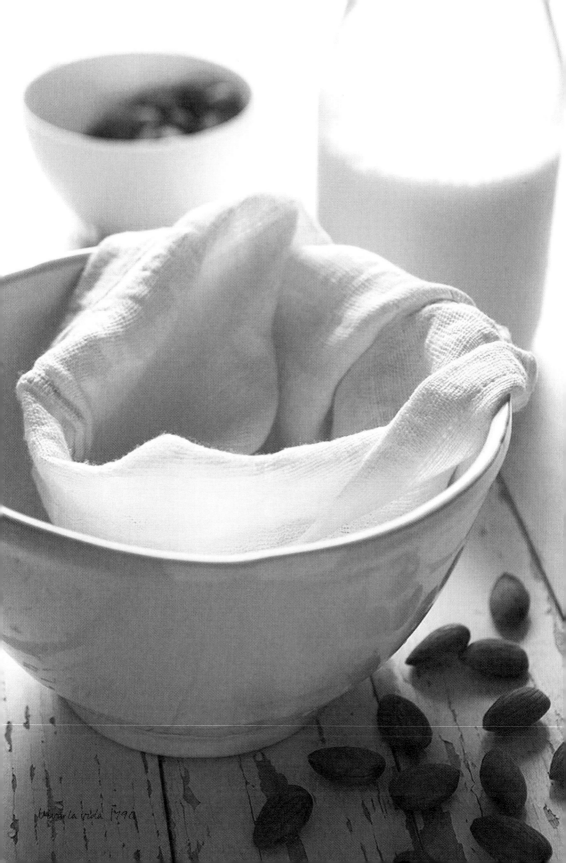

LECHE DE ALMENDRAS

10 minutos + tiempo de remojo de las almendras

1 taza de almendras (siempre es mejor orgánicas)
4 tazas de agua
1 cucharadita de vainilla o media vaina de vainilla (opcional)

Remoja las almendras toda la noche en agua limpia; cúbrelas completamente.

Tira esa agua y enjuaga las almendras.

Licúa con todos los ingredientes en un procesador de comida.

Colócalas en una nutbag o una tela de manta de cielo, escurre y exprime la mayor cantidad de leche.

Refrigera hasta por 2 días.

Para separar la LECHE de la PULPA, puedes volver a hacer este proceso agregando agua y volver a mezclar en la licuadora, aunque tu leche será un poco más LIGERA.

BROWNIES

6 personas | 60 minutos

- 1 **taza de harina de tapioca**
- 1 **taza de harina de almendra**
- 1 **taza de cacao en polvo, más un poco para espolvorear**
- 1 **cucharada de polvo para hornear**
- 1 **pizca de sal**
- ½ **taza de aceite de coco orgánico, derretido**
- 1 **taza de miel de maple orgánica**
- ¾ **de taza de leche de almendra, de coco, o la que prefieras**
- 1 **cucharada de extracto de vainilla natural**
- 1 **taza de chispas de chocolate oscuro o de nueces partidas (opcional)**
  azúcar glass, para decorar (opcional) (puedes hacerla moliendo media taza
  de azúcar en la licuadora, súper fácil)

Precalienta el horno a 180 °C. Engrasa un poco un molde rectangular de 15 × 25 cm aproximadamente con aceite de coco usando tus manos. Si tu molde es de silicón no necesita engrasarse, pero si es de algún otro material engrásalo para que los brownies no se peguen.

Mezcla en un bowl todos los polvos y en otro mezcla los líquidos.

Agrega la mezcla líquida al bowl de los polvos y bate para integrar todo. No lo revuelvas demasiado porque se harán duros, hazlo con los menos movimientos posibles.

Agrega las chispas de chocolate o las nueces, o las dos si se te antoja.

Rellena el molde a la mitad porque tus brownies van a crecer.

Mételos al horno de 30 a 45 minutos, hasta que se vean firmes y las orillas se despeguen del molde.

Déjalos enfriar y corta en cuadrados.

Espolvorea un poco de cacao. Lo puedes hacer con un colador por encima y pegándole con una cucharita. Si vas a usar azúcar glass, haz lo mismo.

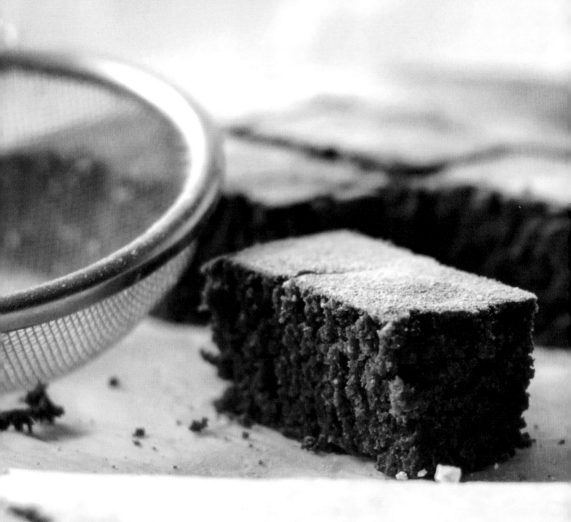

Espolvorea azúcar glass, cocoa o ¡ambas! la que MÁS te guste.

GALLETAS LUCY

4 personas | 20 minutos

Mi amiga Luciana Vázquez tiene un kínder increíble donde les cocinan a los niños todos los días, y ésta es una de sus recetas estrella.

Si quieres hacer galletas en familia, o cuando tienes niños en casa y quieres una actividad, éstas son excelentes porque quedan buenísimas y son súper fáciles de preparar. Están listas en sólo 15 minutos, son nutritivas y estoy segura de que les van a encantar… Te recomiendo hacer de más para disfrutarlas en familia al día siguiente.

1 taza de harina de almendra	Mezcla los ingredientes secos.
2 cucharadas de melaza o miel de maple o de abeja	A la mezcla anterior, incorpora la miel hasta formar una pasta.
1 cucharadita de canela en polvo	
½ cucharadita de polvo para hornear	
½ cucharadita de bicarbonato de sodio	Haz bolitas y acomódalas sobre una charola con papel encerado.
1 cucharadita de jengibre en polvo (opcional)	
¼ de cucharadita de sal de mar	Aplasta las bolitas con un tenedor y hornea a 175 °C de 10 a 15 minutos, hasta que estén firmes por fuera pero suaves por dentro.
¼ de taza de cacao crudo o cocoa en polvo	

☆ Agrega a la masa ¼ de taza de cacao crudo o cocoa en polvo para tener una opción igual de sana, llena de ingredientes buenos, y puedes hacer media mezcla de chocolate y media sólo con canela. ¡A los niños les encantan!

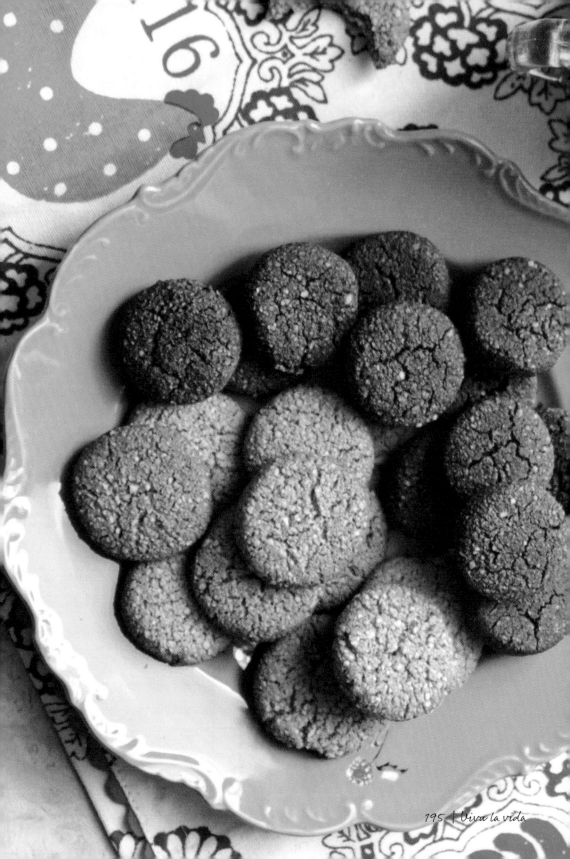

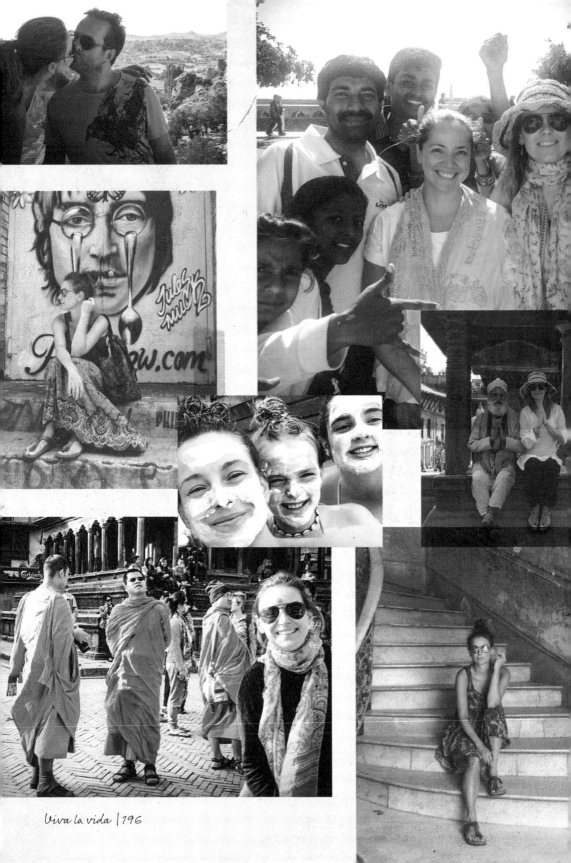

RECETAS PARA VIAJAR

¡Viaja! Para mí viajar es una gran manera de conseguir un cambio; escaparme de la rutina, consentirme, darme un masaje. Y si un viaje no está en tus posibilidades inmediatas, ¡escápate a algún lugar a hacer un picnic! O un día de campo. Puedes salir por unas horas de la ciudad, a un bosque o al campo y bastará para renovar tu energía.

También se vale quedarse en casa a descansar y desconectarte de la rutina. Lo que no puedas vivir afuera, vívelo adentro; pero consiéntete, cocínate algo nuevo, sencillo, planea hacer algo que te haga feliz.

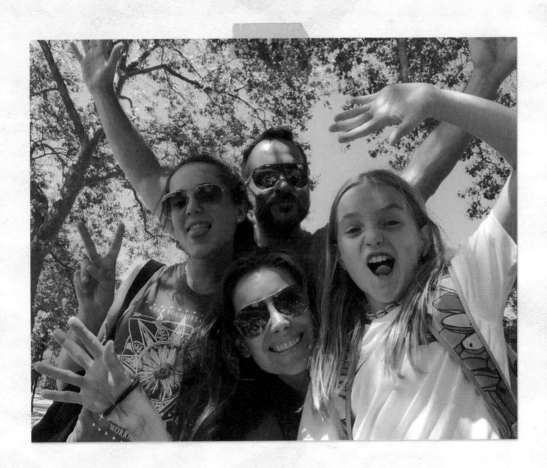

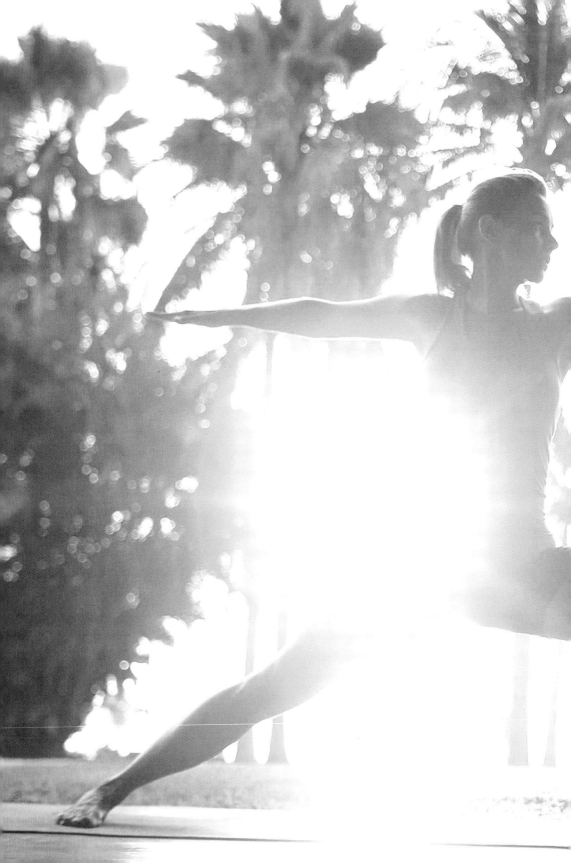

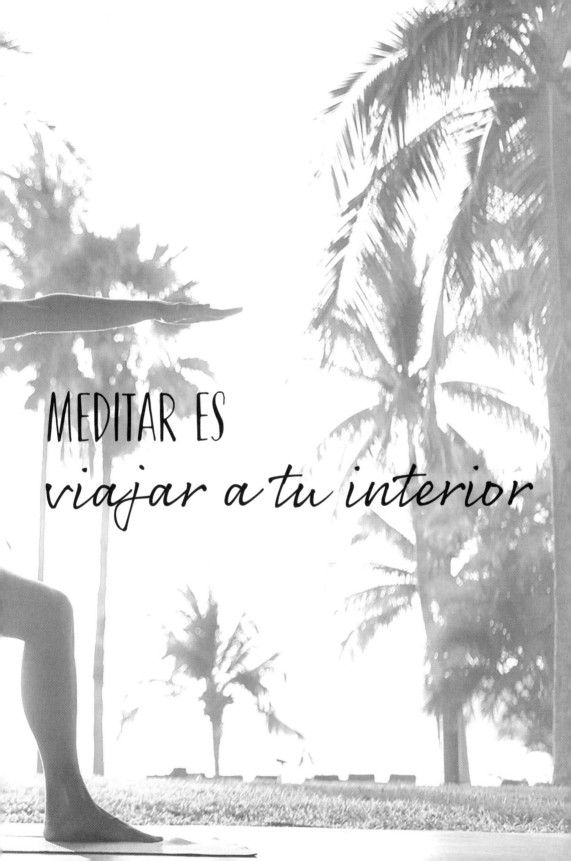

MEDITAR ES
viajar a tu interior

COUS COUS PARA LUNCH O VIAJES

2 personas | 15 minutos

½ **taza cous cous**
2 **cucharadas de pimiento rojo, finamente picado**
1 **cucharada de perejil, finamente picado**
2 **cucharadas de pepino, finamente picado sin semillas**
1 **cucharada de cebolla morada, finamente picada**
1 **cucharadita de menta, finamente picada**
sal y pimienta al gusto
aceite de oliva al gusto
unas gotas de limón (opcional)

Para cocinar el cous cous, colócalo en un recipiente.

Vierte una taza de agua hirviendo, una pizca de sal y tápalo. Déjalo reposar hasta que esté suave y agrega una cucharadita de aceite de oliva.

Mezcla suavemente con un tenedor, para que se esponje.

Agrega los vegetales, las hierbas y el aceite de oliva.

Decora con una ramita de perejil.

Ajusta el sabor con sal y pimienta y a la hora de comer puedes agregar más aceite y unas gotas de limón.

La idea de esta receta es que le pongas la mayor cantidad de verduras y hierbas posibles para hacer una súper ensalada con todo lo que tengas a la mano, picado en partes pequeñas.

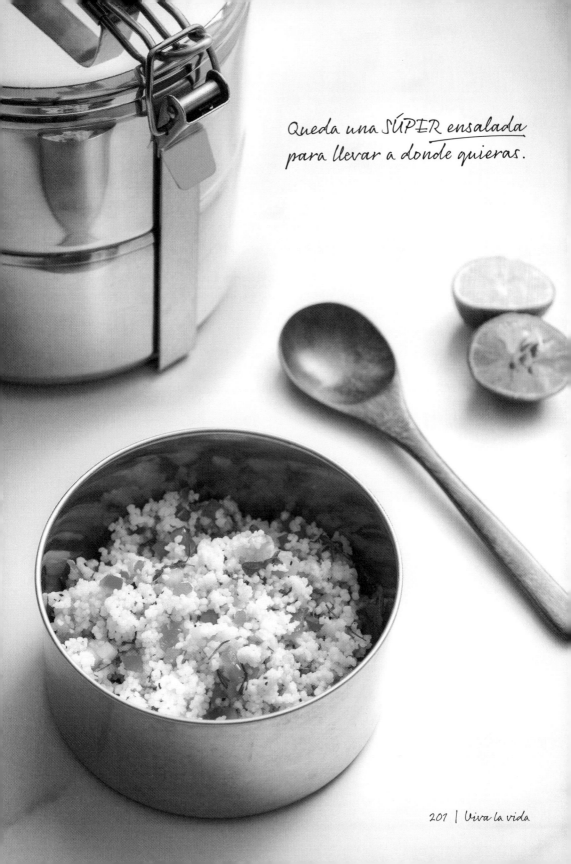

Queda una SÚPER ensalada
para llevar a donde quieras.

ENSALADA "VALE TODO"

2 – 4 personas | 20 minutos

La idea de esta receta es que le pongas la mayor cantidad de verduras y hierbas posibles, para hacer una súper ensalada con todo lo que tengas a la mano, picado en partes pequeñas.

- ½ **taza de mijo**
- 1 **taza de agua caliente**
- ¼ **taza de aceite de oliva**
- ½ **taza aproximadamente de cualquier ingrediente cocido o crudo como: col morada, zanahoria, arúgula, habas, apio, garbanzos, albahaca picada, cebolla morada picada o cebollín al gusto o perejil**
- 1 **taza de menta picada**
- 1 **taza de nueces y semillas picadas, tostadas ligeramente (nueces, piñones, semillas de calabaza, pepitas, semillas de girasol)**
- 1 **betabel rallado o cocido y picado en cuadritos chiquitos**
- ½ **taza de ejotes**
- 1 **limón amarillo**

En una olla, pon a tostar ligeramente el mijo, hasta que tenga un color dorado y huela a nuez tostada. Este proceso ayudará a que no se bata, así que no te saltes este paso. No dejes que se queme.

Agrega agua caliente (el doble que el mijo), ½ cucharada sal, tápalo y cocina a fuego medio hasta que se revienten un poco los granos y puedas deshacerlos con un tenedor.

Agrega un poco de agua, si sientes que está muy seco. Agrega un chorrito de aceite y desbarátalo con un tenedor suavemente. Que no quede batido, sino seco. Bien cocido.

En un tazón grande mezcla el mijo con los demás ingredientes. Agrega jugo de limón, aceite de oliva, sal de mar y pimienta al gusto.

☆ **Mijo:** es un cereal ancestral, y se cocina como el arroz, es muy nutritivo y a mí me gusta incluir en la dieta familiar diferentes ingredientes, para aprovechar más nutrientes, así que te recomiendo probarlo.

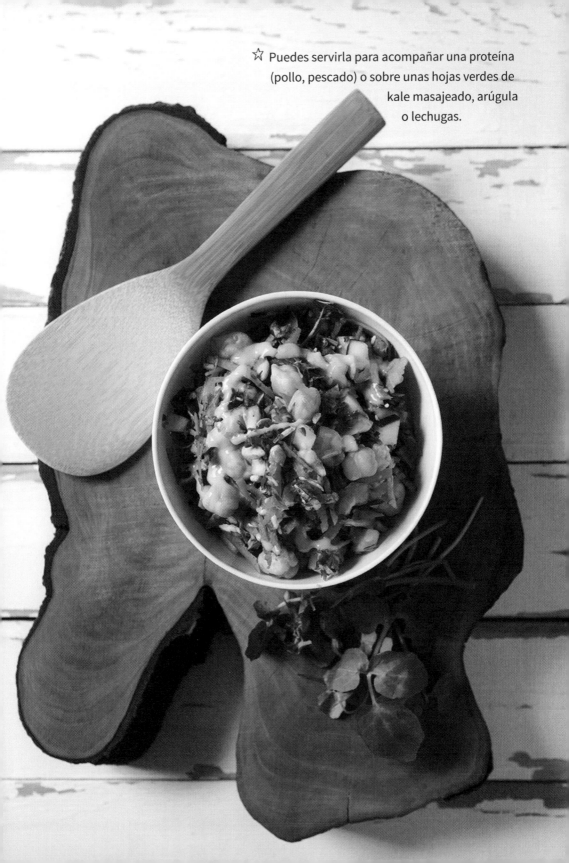

☆ Puedes servirla para acompañar una proteína (pollo, pescado) o sobre unas hojas verdes de kale masajeado, arúgula o lechugas.

PANQUÉ DE ACEITE DE OLIVA Y ROMERO

6 – 8 personas | 1 hora 10 minutos

- **2**   **tazas de harina, puede ser de trigo blanca o mitad blanca, mitad de espelta o arroz**
- **1½**   **cucharaditas de polvo para hornear**
- **¾**   **de taza de azúcar morena o blanca**
- **½**   **cucharadita de sal**
- **3**   **huevos orgánicos**
- **1**   **taza de aceite de oliva (es mejor si está uno o dos días infusionado con romero)**
- **¾**   **de taza de leche**
- **2**   **cucharadas de romero, muy bien picado (es mejor completo e infusionado en el aceite)**
- **100 g**   **de chocolate oscuro 70%, en trozos**

Precalienta el horno a 190 °C.

Mezcla los ingredientes secos, por separado revuelve los húmedos y agrega a los secos.

Agrega el romero (en caso de no haberlo infusionado en el aceite) y el chocolate.

Vierte la masa en un molde para panqué engrasado y enharinado.

Hornea de 50 minutos a 1 hora. Sabrás que está listo si al introducir un palillo al centro del panqué sale limpio.

Enfría antes de disfrutar.

Ideal para acompañar un té, mandarlos de LUNCH a los niños o para VIAJES.

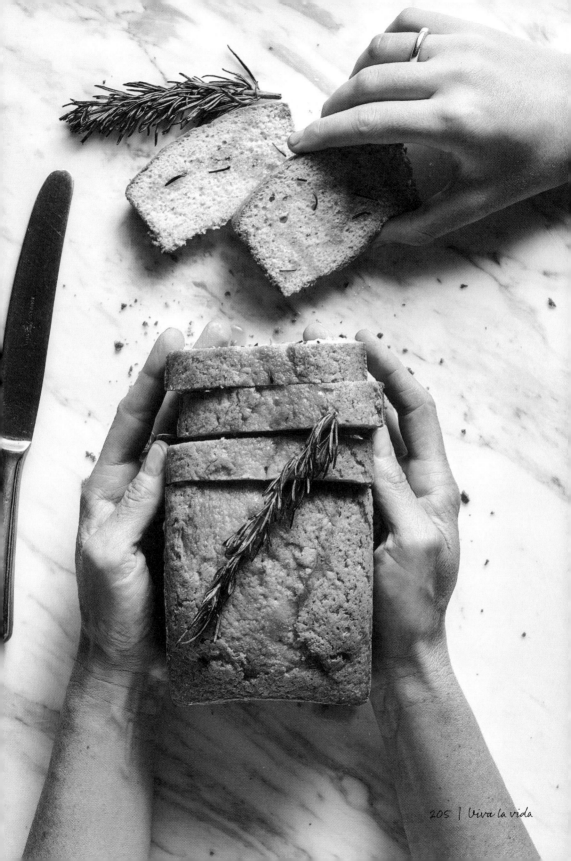

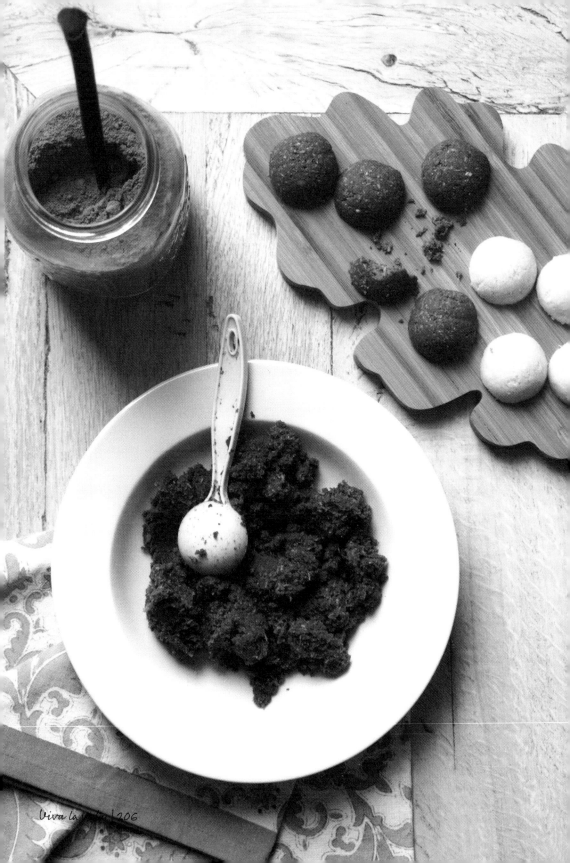

MACARRONES DE COCO Y CHOCOLATE

8 – 10 macarrones | 15 minutos + 1 hora de refrigeración

- **2** **tazas de coco rallado sin azúcar**
- **1** **taza de pulpa de almendra (la que te sobra al hacer la leche de almendra)**
- **1½** **tazas de cocoa**
- **1** **taza de miel de maple orgánica**
- **⅓** **de taza de aceite de coco extra virgen**
- **1** **cucharada de extracto de vainilla natural**
- **½** **cuchara de sal de mar o del Himalaya**

En un recipiente grande mezcla todos los ingredientes y masajéalos bien con las manos para integrarlos por completo. (Esta parte les encanta a los niños y a mí también, la verdad.)

Después puedes usar una cuchara medidora, como en forma de bolita, o simplemente formar bolitas con las manos y acomodarlas en una charola.

Una vez formados los macarrones métabolos al refrigerador por cinco minutos y listo.

Guárdalos en un recipiente con tapa dentro del refrigerador. (Saben más ricos al día siguiente.)

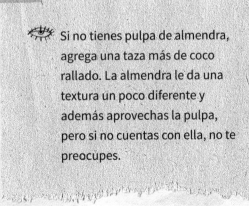

👁 Si no tienes pulpa de almendra, agrega una taza más de coco rallado. La almendra le da una textura un poco diferente y además aprovechas la pulpa, pero si no cuentas con ella, no te preocupes.

CHIPS DE PLÁTANO

2 – 4 personas | 25 minutos

Estos chips son un éxito rotundo siempre que los hago, porque van con todo. Con hummus, guacamole, como un snack para llevar a la escuela, con dip de betabel. Ojalá te gusten como a mí.

2 **plátanos machos muy verdes (que la cascara aún no esté café, ése es el secreto)**
4 **cucharadas de aceite de coco, derretido**
1 **cucharadita de sal de buena calidad (del Himalaya o sal en hojuelas o sal de Colima molida finamente)**

Precalienta el horno a 180 °C.

En un bowl rebana finamente los plátanos pelados, sin que se rompan. Yo uso una mandolina,* donde se rebanan muy rápido y quedan parejitos, pero puedes hacerlo también a mano.

Enaceita los plátanos con las manos suavemente por los dos lados y agrega la sal.

En una charola, sobre un papel para hornear, coloca con cuidado los plátanos sin encimarlos y métalos por unos 15-20 minutos al horno. Puedes checar en 10 minutos cómo van y voltearlos para que se doren por ambos lados. El chiste es que queden crujientes, no chiclosos. Ojo, no dejes que se quemen porque sabrán muy amargos.

☆ **Mandolina:** Un instrumento de cocina que rebana o ralla, con diferentes grosores, generalmente con cuchilla de cerámica.

¡NO dejes que se quemen, sabrán muy amargos!

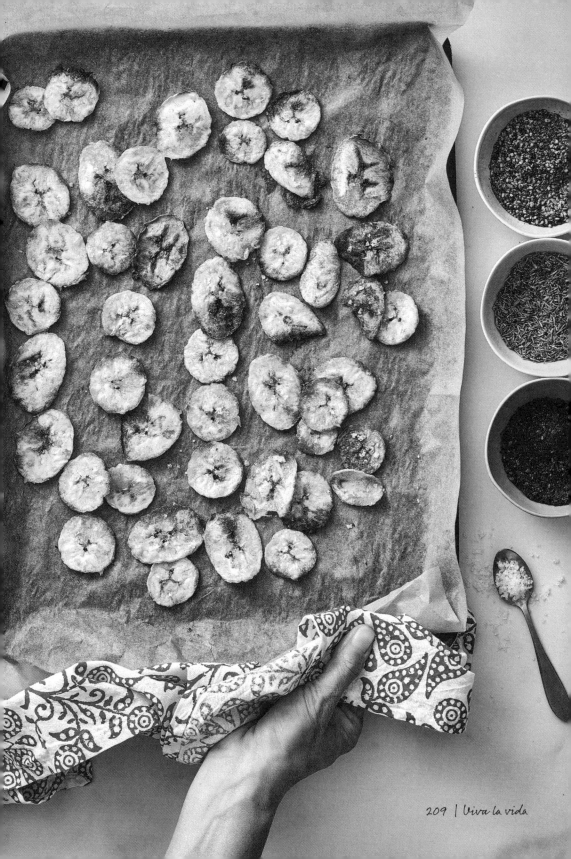

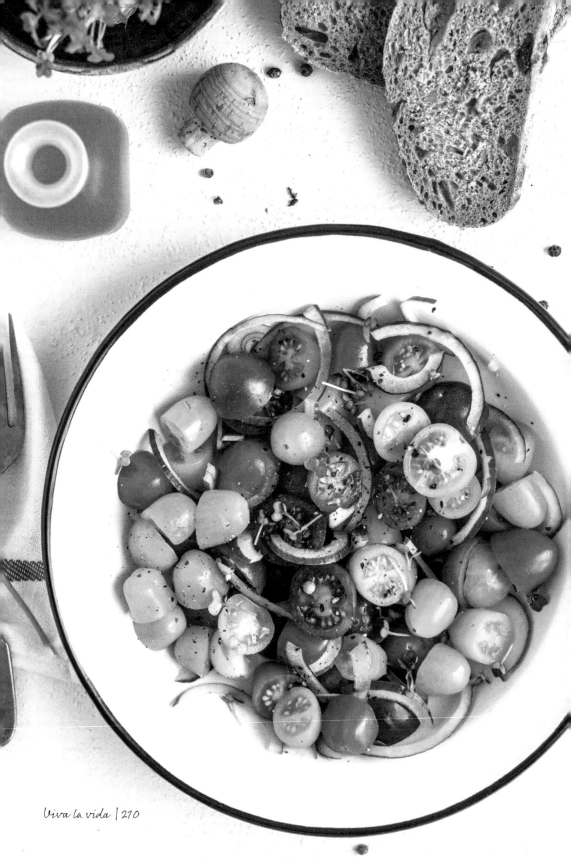

COCINA PARA TI

Tú eres tu mejor invitado. Poner la mesa, elegir un menú rico y nutritivo, donde estés, ya sea en tu casa o en un espacio de la oficina, o quizá si en tu descanso puedes salir a comer a un lugar al aire libre, es un tiempo sagrado. La comida, solo o acompañado, debe ser un momento especial. Puedes llevar cosas sencillas, como una ensalada, o un poco más elaboradas pero fáciles de empacar, como unos rollitos thai (página 214) o una sopa fría y consentirte.

Cuando trabajo en eventos, o llamados de filmación, siempre llevo mi comida. No me gusta la comida de los foros y el trabajo no me impide hacer mi ritual. Llevo mi comida al camerino, pongo una música rica, invito a alguien a comer conmigo, o como sola, pero siempre pongo la mesa, aunque sea para mí. Es darte conscientemente algo que disfrutes, honrar el momento y no comer de un tupper todo revuelto que te acabas de volada. Así nutres no sólo el cuerpo, también el alma. Yo soy muy visual y me gusta estar en lugares bonitos, armoniosos. La comida que se come en paz cae mejor en todos los sentidos.

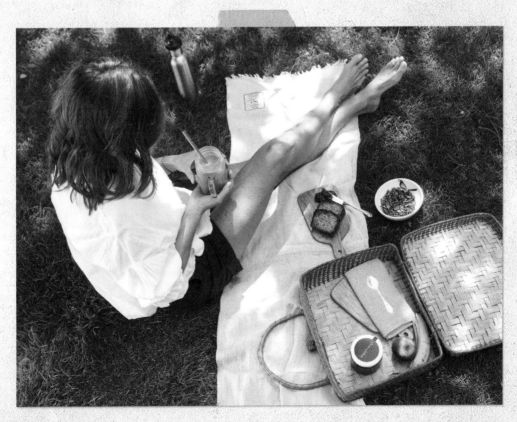

ENSALADA DE COLORES

4 personas | 10 minutos

2   **zanahorias, peladas**
½   **taza de col morada**
½   **taza de betabel**
6   **hojas de berros o arúgula**
2   **cucharadas de cebollín**
1   **cucharadita de ajonjolí**
   hojas de perejil, cilantro, menta y albahaca al gusto
   sal de mar y pimienta al gusto

Ralla o de preferencia mezcla todo en un procesador de alimentos, de modo que todo quede en ralladura gruesa.

Coloca la mezcla en una ensaladera y revuelve bien.

Agrega las hierbas picadas en trozos grandes y el ajonjolí.

☆ Usa cualquier aderezo de este libro para esta ensalada. Puedes variar los aderezos y descubrir sabores nuevos cada que la prepares.

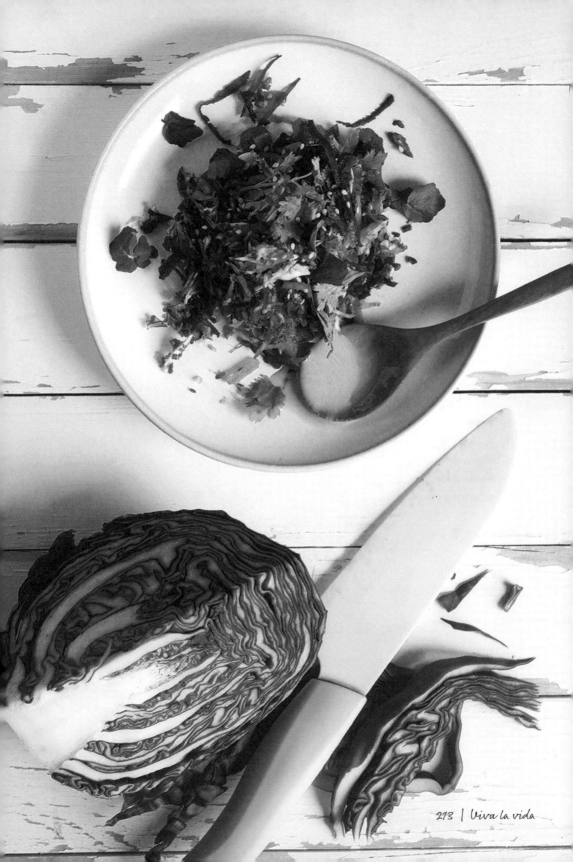

ROLLITOS THAI
2 personas | 30 minutos

Me encantan porque son divertidos, coloridos y son una entrada o lunch original.

Cuando estás aburrido de quesadillas y molletes, los rollitos son una gran opción de cena, o para empezar la comida. Llenos de vegetales, son como una ensalada "disfrazada". Si tienes niños en casa, armar rollitos es una actividad muy buena para involucrarlos en la cocina, pues es una receta que pueden armar a su gusto y creatividad. También son perfectos para cuando hay invitados. El tahini (crema de ajonjolí molido) es uno de los alimentos más nutritivos, con mucho hierro, grasas buenas, un alimento que no comemos muy seguido, así que aprovecha para incluirlo en tu vida.

1	**pepino**
½	**taza de col morada**
½	**aguacate**
2	**zanahorias chicas**
4 a 6	**hojas de papel arroz**
6	**ramitas de cilantro**
1	**taza de germen de soya o brócoli**
6	**hojas de menta**
6	**hojas de albahaca**
½	**pimiento rojo (opcional)**

Primero corta el pepino, el aguacate y las zanahorias en tiritas.

Remoja la hoja de arroz en agua tibia por unos segundos hasta que se pueda manipular y coloca los ingredientes encima, al centro.

Dobla la hoja de arroz para que no se salga el contenido y envuelve los ingredientes como si fuera un burrito.

Una vez que tengas el rollito armado, puedes cortarlo o comerlo así, con las manos, bañándolo con salsa de soya y aderezo de tahini.

A mí me encanta agregarle
unas hojuelas de CHILE
para darle un *toque spicy*.

☆ Sirve con aderezo de tahini, también
puedes usar soya naturalmente
fermentada con unas gotas de limón.

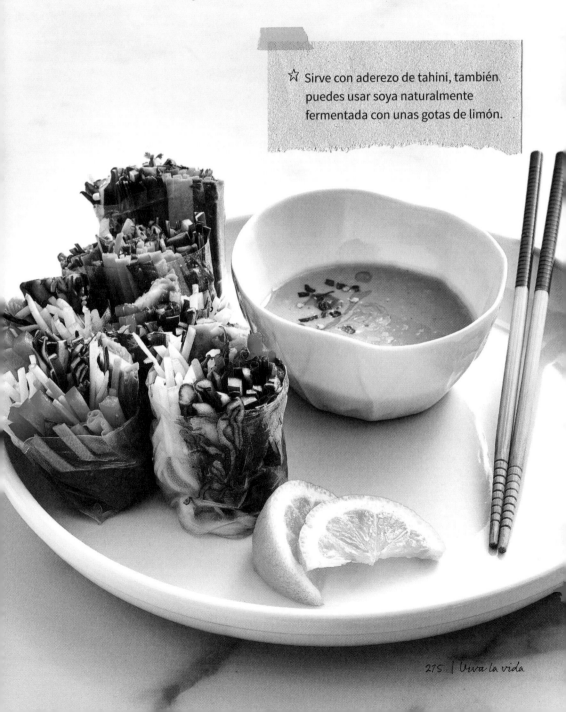

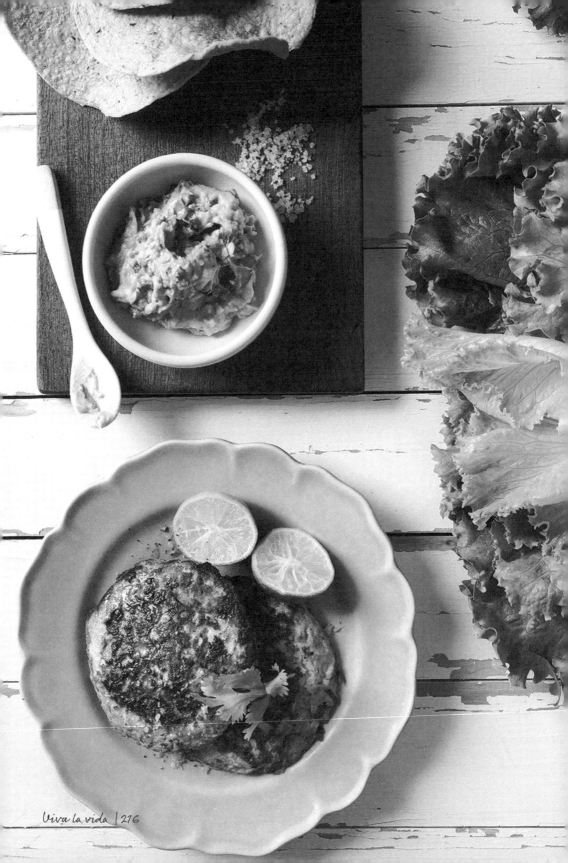

TORTITAS DE PESCADO

2 personas | 4 tortitas | 30 minutos

2   **filetes de pescado (chico, es mejor)**
1   **calabaza**
1   **zanahoria**
¼   **de taza de cebollín**
¼   **de taza de cebolla**
1   **pizca de azafrán (opcional)**
½   **taza de cilantro, picado**
1-2 **huevos, batidos**
1   **cucharada de aceite de oliva**
    sal y pimienta al gusto

☆ Puedes acompañarlas con limón, salsa picante, guacamole, un poco de frijoles, una tostada de maíz o con una ensalada. O también puedes acompañarlas con cebolla encurtida (siempre y cuando no regreses a la oficina…)

Cuece los filetes en una olla con agua y sal por aproximadamente 10 minutos. Escurre bien el agua y deja que se enfríen un poco.

Ralla y pica los vegetales; mézclalos todos en una ensaladera. Agrega los filetes de pescado y deshazlos con las manos, hasta que se puedan integrar completamente con los demás ingredientes.

Agrega el huevo batido y una pizca de sal y pimienta.

Con las manos forma tortitas con la mezcla (como hamburguesas). Si tienes problemas y se deshacen, agrega otro huevo.

Cocínalas sobre un sartén con un poco de aceite de oliva. Muy poco, no van fritas, simplemente para que no se peguen.

👁 Puedes prepararlas con anterioridad y duran unos 2 días en el refrigerador. Son perfectas para llevar a la oficina, ya que se pueden comer calientes o al tiempo. Si prefieres omitir el huevo agrega 1 cucharada de chía en polvo, para que la mezcla se mantenga pegajosa y puedas formarlas bien.

CEBOLLA ENCURTIDA

4 – 8 personas | 10 minutos más reposo en refrigeración

Es un perfecto acompañamiento, rápido y fácil de hacer. Me encanta en tacos de pescado o pollo, e incluso para agregarla a ensaladas (se lleva muy bien con la de col). También con ceviche o unas tostadas de atún o salmón.

1	cebolla morada, fileteada
½	taza de jugo de limón
	sal y pimienta
	agua, la necesaria
½	cucharita de orégano seco (opcional)
	chile serrano o habanero (opcional)

Calienta el agua en una olla y cuando hierva apaga el fuego y agrega la cebolla fileteada.

Mezcla bien y deja reposar unos 5 minutos.

Escurre el agua, cuela y coloca la cebolla en un recipiente.

Agrega el jugo de limón, el orégano y sazona al gusto con sal y pimienta. Deja reposar 10 minutos mínimo antes de servir, lo mejor es que repose tapada en el refri una hora.

☆ **Chile:** Puedes agregar tiras delgadas de chile serrano o chile habanero. A mí me gusta ponerlo por separado para que cada quien lo agregue al gusto.

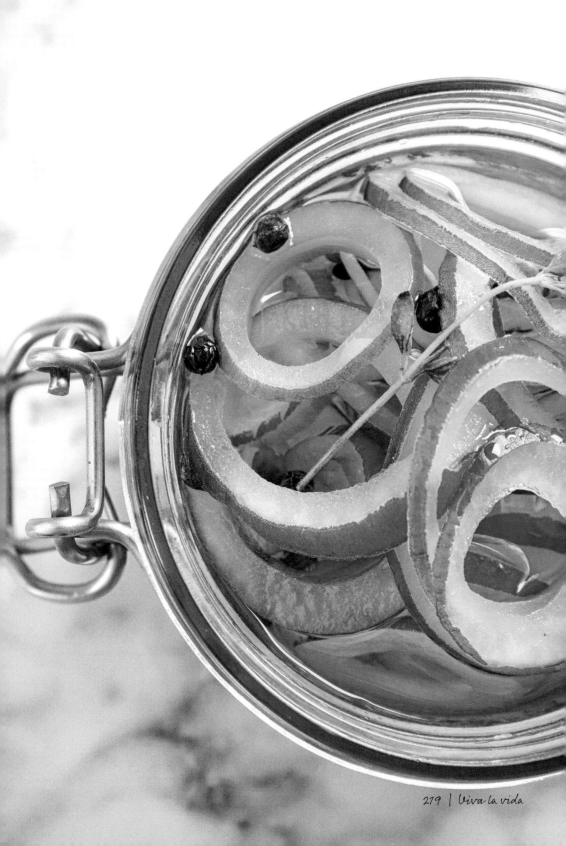

FRESCO ES MEJOR

Nuestra hora de la comida solía ser un caos. A lo mejor influyó que éramos una familia de migrantes y estábamos sólo nosotros cuatro en México y no teníamos la posibilidad de gozar de comidas familiares con mucha gente y sobremesas de pláticas eternas. Eso es algo que he tratado de cambiar hoy: hacer de las comidas o desayunos familiares un momento especial, juntarnos una vez a la semana con más familia y celebrar la vida.

La comida mexicana es rica en texturas, olores, sabores e ingredientes. Tenemos un clima que nos da frutas y verduras frescas todo el año. Hay que aprovechar esta riqueza y este privilegio. Me gusta usar ingredientes frescos que son fáciles de encontrar en México.

La comida es información, es mucho más que llevarte algo a la boca.

Mi propuesta, en la que trabajo todos los días, es regresar a comer comida de verdad. Cuando tienes más información sobre la comida te vuelves exigente. Es importante educarnos y acercarnos más a las raíces y a las fuentes reales de comida que en México son maravillosas. Ir a los mercados, buscar los alimentos frescos y locales de temporada nos permite apreciar la pureza y la calidad de una comida bien hecha. Es tan simple como eso.

Es parecido a lo que sucede en el mundo del vino: entre más sabes cómo se hizo, de dónde viene, con qué uvas, ya no te sabe igual tomarte cualquier cosa. Lo mismo pasa con el chocolate, el pan, las tortillas… Hay que ir refinando el paladar: el gusto y el olfato se van desarrollando y después ya no te sabe rica una tortilla recalentada en el microondas. Tu propio cuerpo la rechazará.

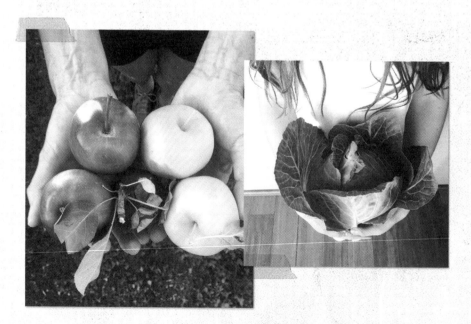

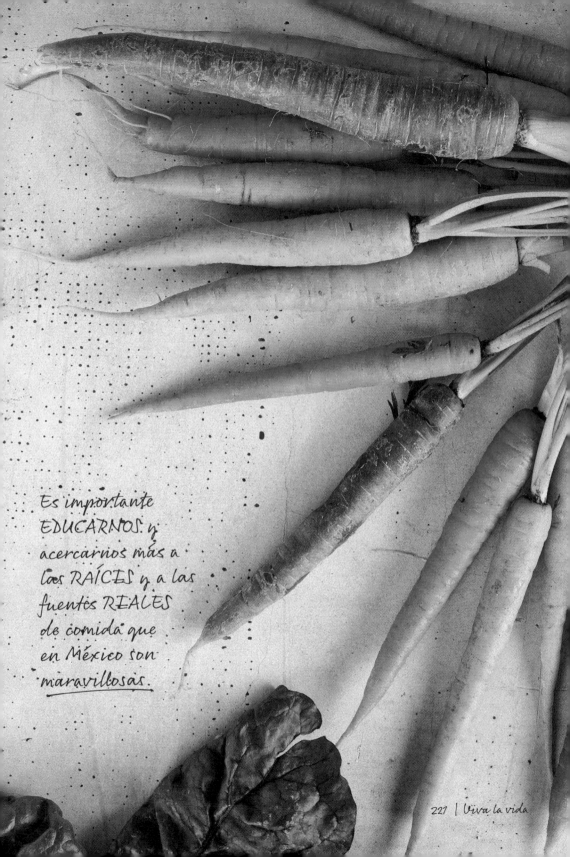

Es importante
EDUCARNOS y
acercarnos más a
las RAÍCES y a las
fuentes REALES
de comida que
en México son
maravillosas.

ENSALADA DE ARÚGULA, BETABEL Y QUESO DE CABRA

1 persona | 5 minutos

- **1 taza de arúgula**
- **1 betabel pequeño, lavado, pelado y blanqueado**
- **½ taza de lechugas mixtas**
- **7 nueces pecanas tostadas**
- **6 hojas de menta**
- **1 puño de albahaca**
- **1 cucharada de queso de cabra**

Corta el betabel en rodajas finas o en cubos muy pequeños.

En un bowl coloca todos los ingredientes y mezcla con las manos.

Para blanquear el betabel, se cocina con todo y cáscara en agua con sal, hasta que puedas meter un cuchillo, se deja enfriar y se pela.

El mejor *aderezo* para esta ensalada es BALSÁMICO.

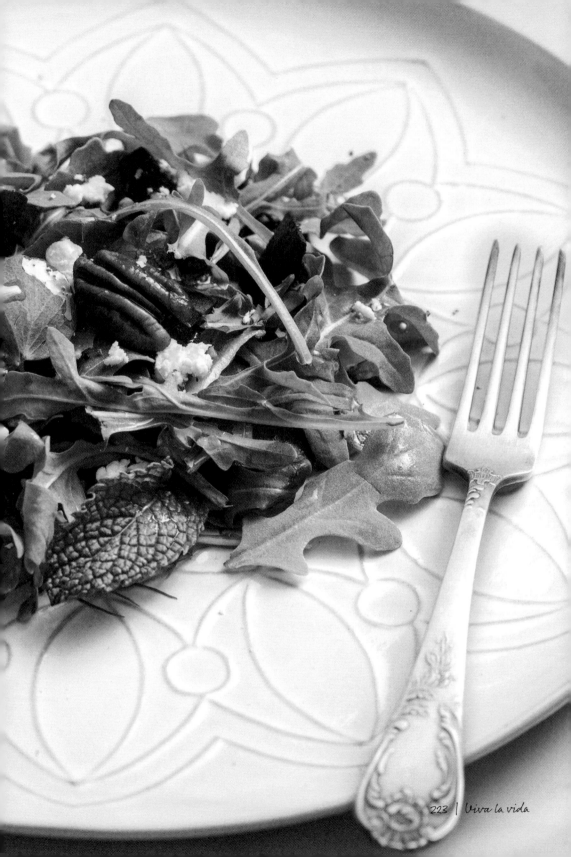

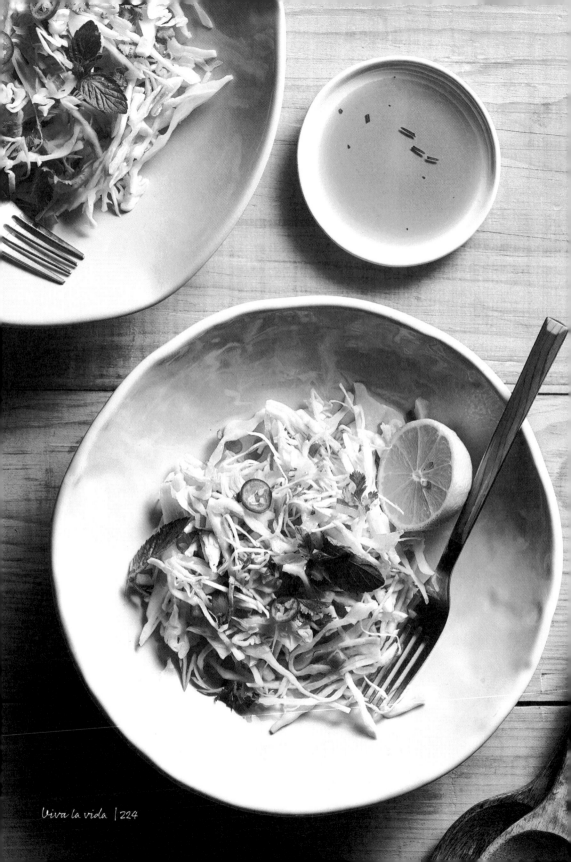

ENSALADA THAI

2 personas | 10 minutos

Esta ensalada la probé en el restaurante Arca, en Tulum. Me gustó tanto que intenté recordar los ingredientes y los sabores. Cuando la preparé quedó muy parecida. El secreto es que la col esté fría, para que quede crunchy. Es una ensalada muy fresca, tropical, como para clima cálido.

1 taza de col blanca, finamente rebanada

7 hojas de hierbabuena picada (si quieres puedes agregar más)

½ cucharada de cebolla morada, finamente picada

¼ cucharada de chile serrano

1 cucharadita de aceite de oliva

1 cucharadita de vinagre de manzana
una pizca de sal

3 ramitas de cilantro, las puras hojas
limón al gusto

Integra todos los ingredientes con las manos.

Para servir mezcla bien con aceite, vinagre y unas gotas de limón.

Adorna con cilantro.

Es una ensalada FRESCA, que te recomiendo que metas al refri antes de servir, para que esté FRÍA y CRUJIENTE.

ENSALADA DE QUINOA Y RÁBANO

2 – 4 personas | 25 minutos

1 **taza de quinoa**
1 **taza de agua**
2 **rábanos cortados en rodajas finas**
½ **taza de nueces de la India**
½ **taza de menta picada**
½ **taza de perejil picado**
2 **cucharadas de aceite de oliva extra virgen**
  sal de mar y pimienta al gusto

Enjuaga la quinoa y después cocínala con 1 taza de agua y una pizca de sal.

Una vez que hierve, baja el fuego y tapa, estará lista cuando el agua se haya absorbido. Igual que al cocinar el arroz.

Deja enfriar la quinoa.

Mezcla todos los ingredientes y sazona.

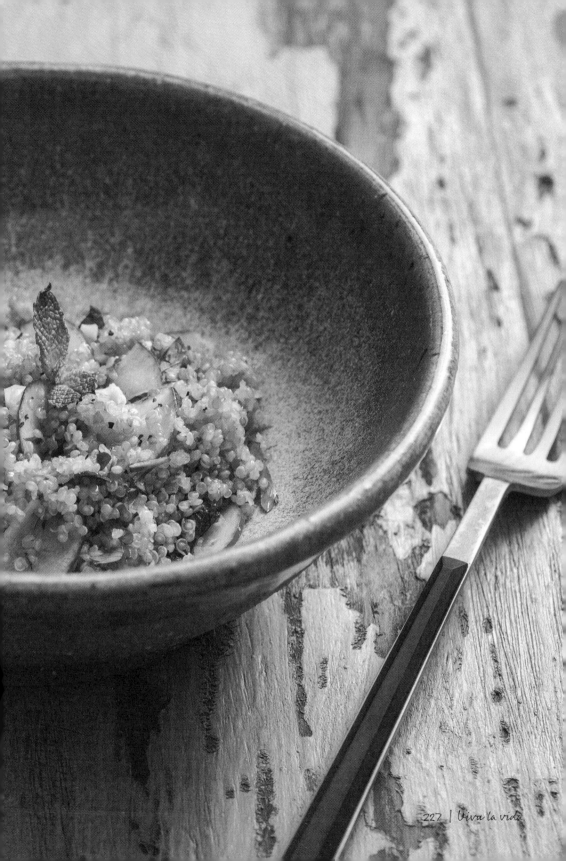

LA MAGIA DE LOS INGREDIENTES

La magia de una buena comida está en los ingredientes. No hay más. Claro que la sazón, la manera de combinar texturas y sabores y la creatividad que tengas también influye. Pero cuando los ingredientes son buenos, la probabilidad de hacer un plato maravilloso es mucho mayor.

Yo lo veo como inversión. Busco los mejores ingredientes siempre, trato de ahorrar en otras cosas, pero no en elegir mi comida.

Cuando eliges la mejor calidad de aceite de oliva, vinagres, sal, pescados y carnes, además de garantizar el mejor sabor, le das a tu cuerpo una nutrición de mejor calidad. Las propiedades de la comida son mayores cuando la tierra en la que fue cultivada es fértil, y cuando en su proceso de producción o almacenamiento no se usaron pesticidas o sustancias tóxicas. Para mí, cocinar con ingredientes lo menos procesados posible, en su estado natural, es la mejor forma de asegurarme que lo que como es de calidad; es comida real.

Este concepto es tan simple como volver a las raíces. Comer como comían nuestros abuelos o bisabuelos y vivir en armonía con la naturaleza. También es una forma de educar tu paladar y de invertir en tu salud, dándole a tu cuerpo las mejores opciones que tengas al alcance.

Elige PESCADOS pequeños y salvajes siempre que puedas.

Investiga de dónde vienen y procura que sean de los mares y ríos menos contaminados. Los peces acumulan MERCURIO, un metal pesado muy tóxico, así que entre más grande el pez, tendrá más mercurio.

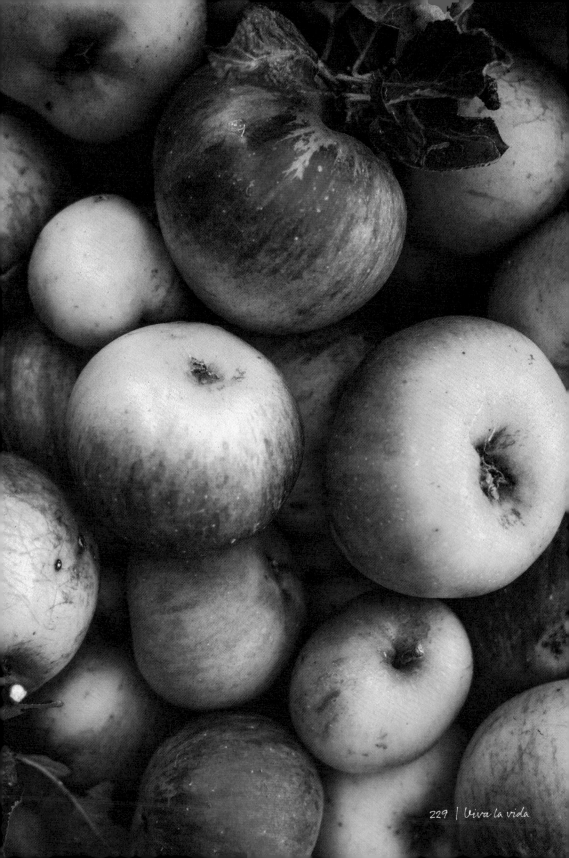

PESCADO AL LIMÓN Y ROMERO

2 personas | 20 minutos

2	**filetes de lubina, robalo o huachinango**
2	**cucharadas de aceite de oliva extra virgen**
1	**cucharada de mantequilla**
2	**pizcas de sal de mar**
4 a 6	**ramitas de romero fresco**
1	**limón amarillo o verde, cortado en rodajas finas**
	pimienta negra al gusto

Precalienta el horno a 180 °C.

Utiliza un recipiente de vidrio o charola para hornear; coloca cada filete en papel encerado, sin encimarlos.

Rocía cada filete con un poco de aceite de oliva y mantequilla, sazónalos con sal y pimienta y agrega las ramitas de romero encima.

Acomoda las rodajas de limón sobre del romero y vuelve a rociar todo con aceite de oliva.

Cocina de 10 a 15 minutos en el horno hasta que el pescado se haya cocido por dentro.

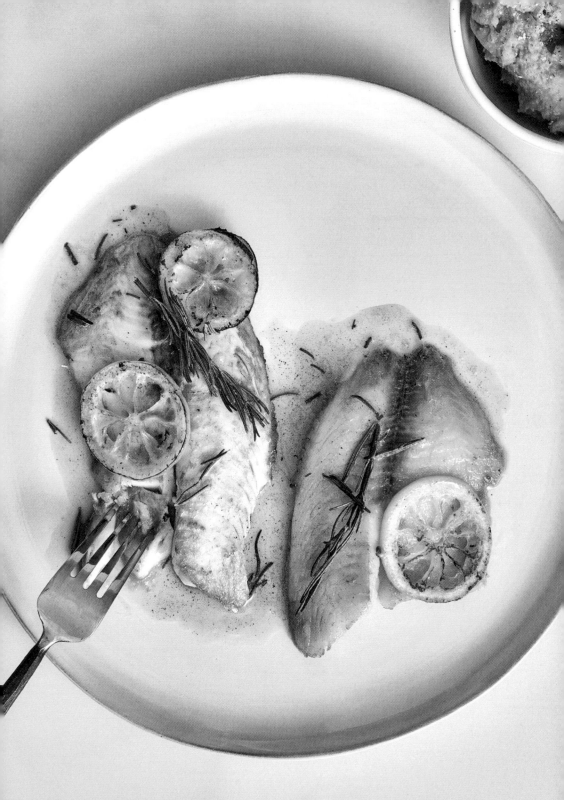

PURÉ DE CAMOTE

El camote es delicioso; este puré es perfecto para acompañar pescado, pollo o carne.

2 personas | 1 hora 20 minutos

- **1 camote mediano**
- **1-2 cucharadas de ghee o mantequilla**
- **1 pizca de sal**
- **1 pizca de nuez moscada**
- **1 splash de leche (opcional)**
- **pimienta al gusto**

Puedes hornear el camote hasta que esté suave por dentro, quitar la piel y mezclar con todos los demás ingredientes.

Si tienes prisa, otra forma de hacerlo es pelarlo, cortarlo en cubos y cocinarlo en agua con sal hasta que esté suave. Después cuélalo y aplástalo con un tenedor o licuadora de inmersión, y mézclalo con los demás ingredientes.

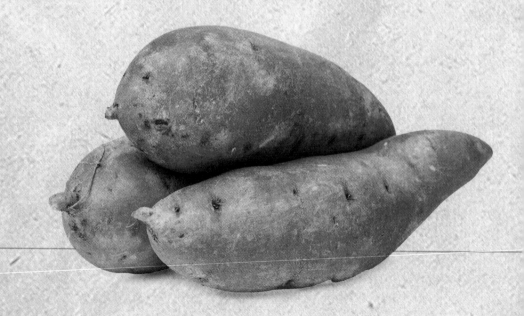

GHEE, "EL ORO LÍQUIDO"

El ghee, llamado también oro líquido, es una grasa que me encanta porque tiene grandes propiedades. Su uso proviene de la medicina ayurveda, tanto en la comida como en remedios milenarios de la India.

Algunas de sus propiedades son que aumenta la capacidad digestiva, favoreciendo la absorción y asimilación de los alimentos; nutre el microbioma, manteniendo sano al intestino (nuestro segundo cerebro), y favorece y potencia la memoria, la inteligencia y la percepción. Por esto y más es considerado un gran alimento para la médula ósea y el sistema nervioso.

Puedes hacer tu propio ghee clarificando la mantequilla.

¿Cómo? Busca una mantequilla biológica, orgánica o de algún lugar (rancho) que conozcas, ya que la fuente de donde proviene es muy importante para tener un producto puro.

Calienta la mantequilla en una olla y cuando empiece a burbujear y se forme una espuma blanca en la superficie, la vas quitando poco a poco con una cuchara, pacientemente. Baja el fuego, para que no se queme, y retira todas las bolitas blancas y anaranjadas sólidas que veas. Vierte en un frasco el líquido dorado, dejando en la olla los pedacitos que se solidificaron y que junto con la espuma que quitaste son las toxinas, de las que limpias a la mantequilla.

De esa manera obtendrás una grasa buena y limpia. Puedes conservarla en un frasco de vidrio tapado, afuera del refrigerador.

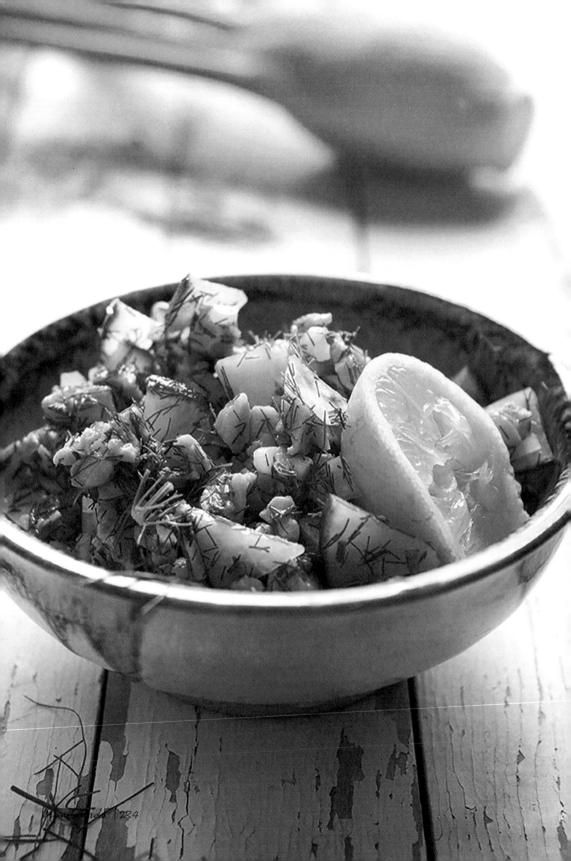

SALMÓN MIKA

2 personas | 25 minutos

Esta receta es una delicia, la prepara mi hermana, pero ella la hace con atún y a mí se me antojó probarla con un salmón salvaje. Esta receta es en su honor y la llamé salmón Mika, como le decíamos desde niña.

- **2 filetes de salmón sin piel**
- **1 cucharadita de aceite de oliva extra virgen o de ajonjolí, el que prefieras**
- **2 limones, o más al gusto**
- **1 cucharada de tamari o salsa de soya natural**
- **1 cucharadita de mayonesa orgánica**
- **½ aguacate, en cuadritos chicos**
- **1 cucharadita de jengibre, rallado**
- **3 cucharaditas de cebollín, picado**
- **2 cucharadas de cilantro, picado**
- **1 rábano en rodajas (opcional)**
  salsa sriracha o chile verde picado finamente al gusto
  unas hojitas de eneldo finamente picadas, para decorar

Corta el salmón con un cuchillo filoso en cuadritos de un centímetro aproximadamente y ponlo en un recipiente grande.

Agrega aceite, jugo de limón, jengibre y la salsa de soya.

Espera 20 minutos y añade los demás ingredientes.

Mezcla bien y ¡listo!

YO SUGIERO utilizar salmón salvaje, no criado en granja. Es importante que esté muy FRESCO y sea de buena CALIDAD.

TOSTADA DE SALMÓN CON HUEVO DURO

Un snack o desayuno perfecto, incluso puedes hacerlo en pequeñas porciones partiendo una rebanada de pan en 4 para servirlo como bocadillos.

2 personas | 5 minutos

- **2** **rebanadas de pan, a mí me gusta usar pan de centeno, de masa madre o de granos**
- **2** **rebanadas de salmón ahumado**
- **1** **huevo duro**
- **4-6** **alcaparras (opcional)**
  unas gotas de limón amarillo al gusto
  mantequilla al gusto
  aceite de oliva al gusto
  pimienta al gusto
  cebollín, finamente picado, al gusto

Unta mantequilla sobre el pan y acomoda encima una rebanada de salmón y huevo en rebanadas o rallado.

Espolvorea alcaparras, cebollín y agrega un toque de aceite de oliva y gotas de limón amarillo.

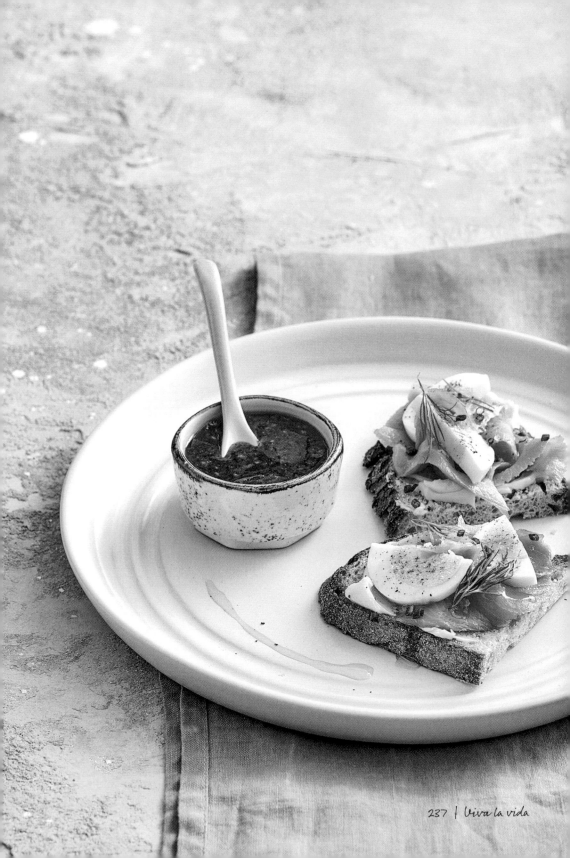

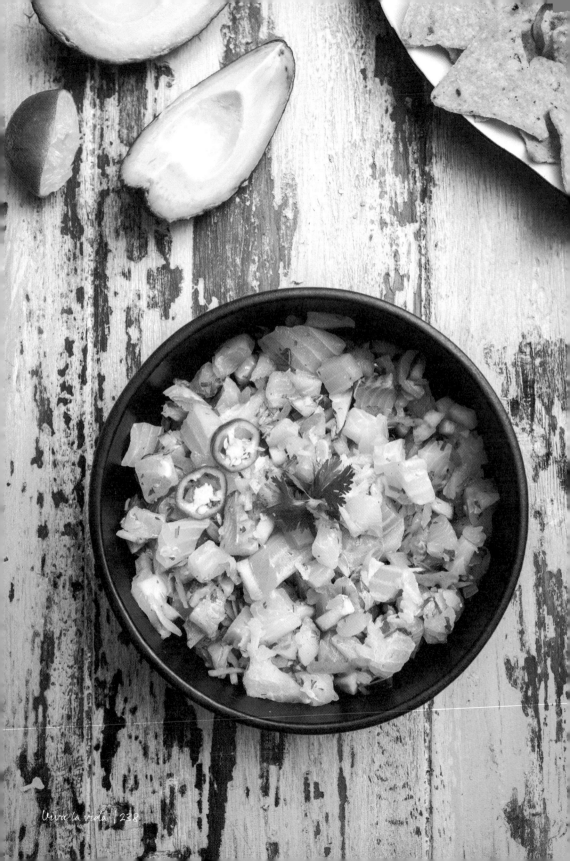

CEVICHE DE ROBALO

1 persona | 20 minutos

3 cucharadas de aceite de oliva
2 limones verdes, sólo el jugo
1 taza de robalo fresco, en cubos
3 cucharadas de pepino picado,
   sin semillas
1 cucharada de cebolla,
   finamente picada
1 cucharada de cilantro, picado
2 rábanos, finamente rebanados
2 cucharadas de zanahoria,
   rallada
1 rama de apio, finamente picada
   chile verde, picado (opcional)
   sal de mar al gusto

En un recipiente mezcla el aceite de oliva y el jugo de los limones.

Agrega el robalo en cubos y mezcla dejándolo marinar por 10 minutos.

Agrega el resto de los ingredientes (vegetales, sal y pimienta).

Sirve acompañado de tostadas de maíz, aguacate y salsa picante.

☆ Puedes usar cualquier pescado blanco, lo más fresco que encuentres, y si es de tamaño pequeño, mucho mejor.

Es inevitable pensar en la playa cuando lo comes, por eso me encanta

ENSALADA DE SARDINAS Y RÁBANOS

2 personas | 10 minutos

½ taza de mezcla de lechugas de color verde intenso
1 taza de arúgula
1 lata de sardinas en aceite de oliva, escurridas (100 a 150 g)
3 rábanos, cortados en rebanadas
6 tomates cherry
¼ de aguacate
1 cucharada de cebolla morada, finamente picada
1 limón
2 cucharadas de aceite de oliva extra virgen
   al gusto sal de mar y pimienta negra

En un recipiente mediano coloca las hojas de lechuga y arúgula. Agrega encima el resto de los ingredientes.

Mezcla un poco para que se incorporen los sabores.

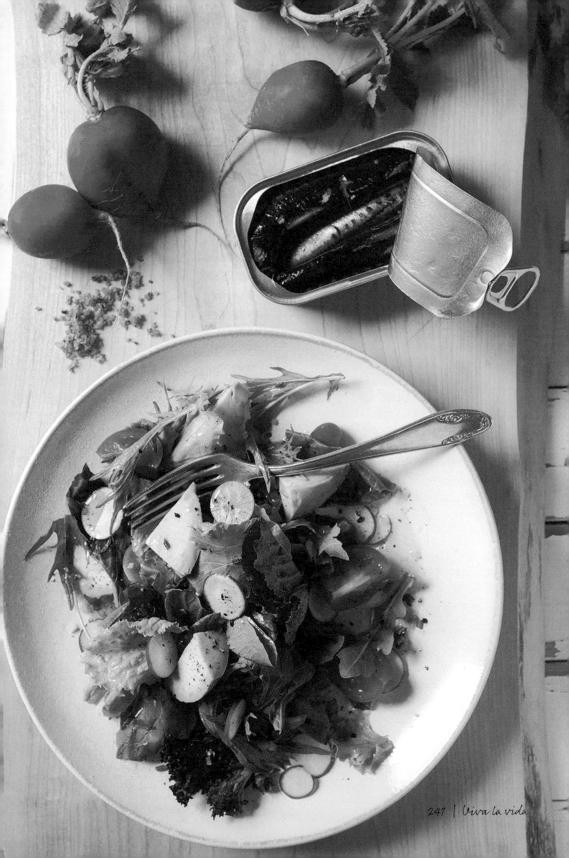

Porque lo vales

Que tus **aceites** sean prensados en frío, extra vírgenes y naturales. Es también mejor usar aceite de oliva, de aguacate, de coco, de ajonjolí o de linaza y no de soya, canola o cártamo.

Que tus **vinagres** sean fermentados naturalmente y de preferencia orgánicos. Busca y compara calidades. Lo mejor es que sean locales, elaborados artesanalmente.

Que tus **sales** sean naturales, que no estén yodadas ni refinadas. Busca la gran variedad de sales que hay (ahumadas, de diferentes regiones). Compara y nota cómo cada variedad le da un mejor sabor a tu comida.

Que tus **carnes y pescados** sean locales, orgánicos y no tengan aditivos. Guíate por el olfato. Que no huelan mal. Que estén frescos. Busca pescados de tamaño chico y que provengan de mares más seguros (Ensenada, Atlántico, por ejemplo) y que no vengan congelados de China.

Que tus **quesos y lácteos** sean locales, de procedencia orgánica y sin pasteurizar (cuando sepas de dónde vienen). Éstos conservan sus enzimas y son más fáciles de digerir.

Que los **huevos** que compras sean de algún rancho o mercado que conozcas, del que sepas cómo viven las gallinas, qué comen, la higiene que tienen. Piensa que un huevo es literalmente un óvulo, así que bien vale la pena saber e informarse. Procura que tengan certificación orgánica confiable.

Es muy importante que tus **granos y legumbres** sean de procedencia orgánica. Así limitas su toxicidad. Los granos, frutas, verduras y legumbres son los alimentos en los que se usan más pesticidas. Así que infórmate y busca las mejores opciones.

Lo mejor es comprar **frutas y verduras** de temporada. Estarán más frescas y serán más baratas. Además, comerás acorde a lo que la naturaleza te ofrece en esa estación del año. Todo tiene una razón y una lógica. Respetar y fluir con ese principio es importante.

Resulta muy difícil vivir sin **endulzantes** y aunque reducirlos al máximo es fundamental, también es importante la calidad y los procesos que tienen. Lo mejor: miel cruda, local y sin pasteurizar para mantener intactas sus propiedades. Otras opciones son las melazas, la miel de maple (búscala pura, sin procesar) y el azúcar de coco.

Mídete. No creas que por ser naturales no tienen calorías. También tienen un índice glicémico que eleva el azúcar en la sangre, así que déjalos para ocasiones especiales. Si quieres algo libre de calorías, puedes usar stevia. Asegúrate de que sea natural (lee los ingredientes), ya que muchas marcas tienen químicos y poca stevia. Otra opción es monk fruit, un polvo extraído de una fruta asiática.

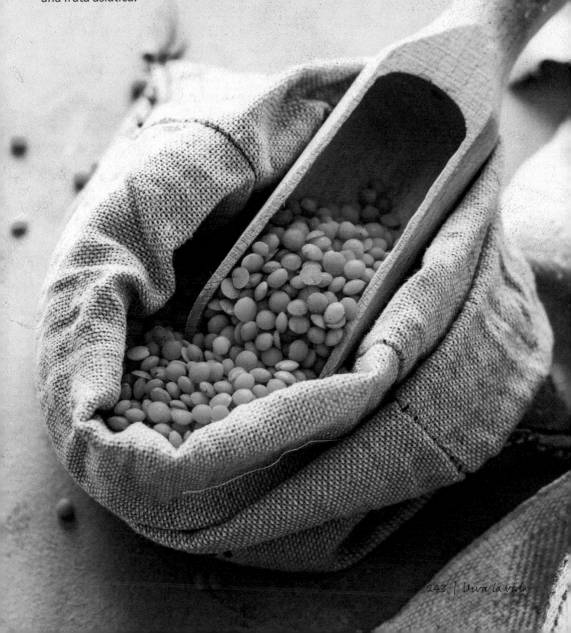

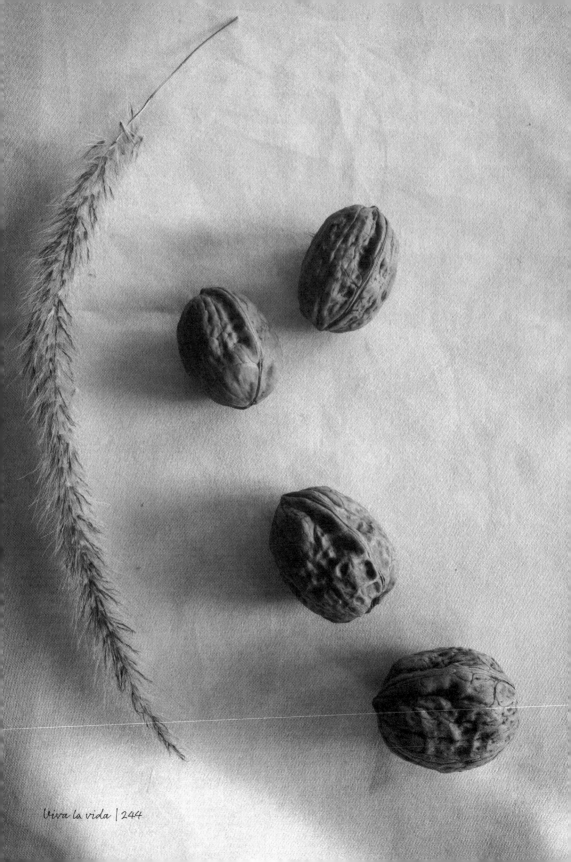

Gourmet

Cuando compres nueces, chocolates y especias, sigue el mismo principio. Busca y compara, siempre fíjate en los ingredientes, si tienen mucha azúcar o si les añaden aceites, sabores y colores artificiales. Si es así, elige otra opción.

Guíate por tus sentidos. A veces, aunque la fecha de caducidad esté vigente, los chocolates, harinas, aceites, nueces, si están en lugares húmedos o de mucho calor, cambian de color y de olor. Poniendo a prueba tu instinto aprenderás muy rápido a darte cuenta de qué está en buen estado y qué no. No tengas pena de devolver un producto en mal estado. Como cliente tienes derecho a obtener la calidad por la que estás pagando.

Ojo con las nueces que no son tan comunes. Como no se venden tanto, a veces los piñones, los pistaches, las nueces de la India y nueces de Brasil están rancios, saben y huelen mal. Es mejor probar en el momento en que los compras y ahí mismo reclamar si no están frescos.

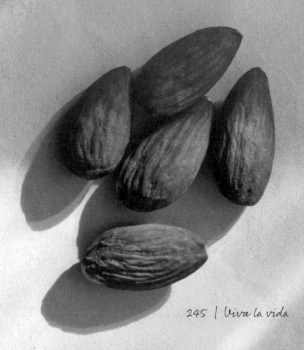

ADEREZO DE TORONJA

Éste es un aderezo súper fresco, perfecto para cambiar y darle un sabor diferente a tu ensalada.

4 personas | 5 minutos

- ½ **toronja**
- 2-3 **cucharadas de aceite de oliva**
- **sal de mar y pimienta al gusto**

Exprime el jugo de la toronja en un bowl, pero además saca la pulpa, para que el aderezo tenga más consistencia.

Agrega aceite, sal y pimienta y emulsiona para que se integren.

Mantenlo en el refrigerador hasta el momento de usar.

☆ Lo puedes guardar máximo 1 o 2 días en el refrigerador, pero lo ideal es hacer sólo lo que vayas a utilizar en ese momento, porque el jugo de toronja se oxida y lo mejor es consumirlo fresco.

ADEREZO DE MOSTAZA

4 personas | 5 minutos

- 2 **cucharadas de aceite de oliva**
- 2 **cucharada de vinagre balsámico**
- 1½ **cucharadas de mostaza Dijon**
- **limón amarillo, sólo unas gotas (opcional)**

Agrega todos los ingredientes en un bowl.

Emulsiona con un batidor de globo hasta que estén bien mezclados.

ADEREZO BALSÁMICO

4 personas | 5 minutos

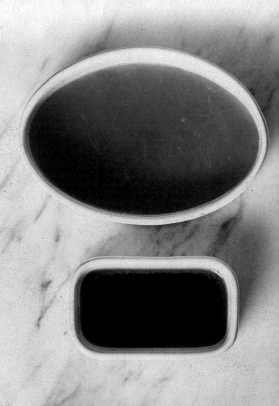

- **4 cucharadas aceite de oliva extra virgen**
- **2 cucharadas vinagre balsámico**
- **1 pizca sal de mar**
  pimienta al gusto

Agrega todos los ingredientes en un bowl.

Revuelve con un batidor de globo hasta que estén bien mezclados.

ADEREZO DE TAHINI Y NUECES

4 personas | 5 minutos

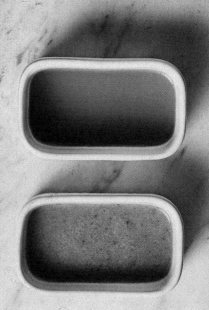

- **1 cucharada de tahini**
- **4 cucharadas de aceite de oliva**
- **1 limón, el jugo**
- **1 cucharada de tamari o salsa de soya natural**
- **1 pizca de chile piquín**
- **1 cucharadita de miel de maple o de abeja si no eres vegano**
- **10 almendras**
- **5 nueces de la India crudas**
- **1 trocito de jengibre fresco pelado de 1 cm aproximadamente**
- **¼ de diente de ajo (opcional)**
- **½ taza de agua**

Licúa todos los ingredientes hasta obtener una consistencia cremosa.

AGUA

☆ Tomar agua pura es fundamental para mantener nuestro cuerpo hidratado.

☆ La calidad del agua que tomamos en el mundo está lejos de ser buena.

☆ Muchas compañías que comercializan agua usan filtros de muy mala calidad.

☆ Si puedes, analiza en un laboratorio el agua que tomas. Te llevarás unas cuantas sorpresas.

☆ El agua anunciada como potable (yo he analizado varias marcas y filtros) contiene cloro, metales pesados, restos de anticonceptivos, antibióticos y hasta parásitos.

☆ Es muy difícil hoy en día encontrar agua pura en forma natural.

☆ Pocas son las regiones en donde puedes tomar agua de la llave.

☆ En varios países, entre ellos México, le agregan cloro al agua de la llave.

☆ Por ninguna razón tomes agua de la llave.

☆ Ni los filtros comunes ni hervir el agua quitan el cloro o los metales pesados.

☆ La mejor opción es instalar en tu casa un buen filtro de varios pasos, incluidos rayos UV y ozonización.

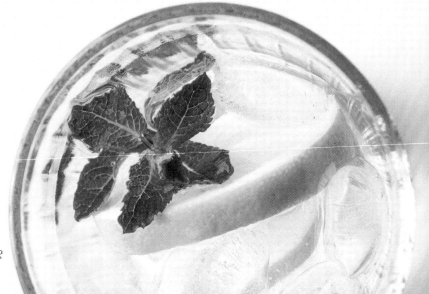

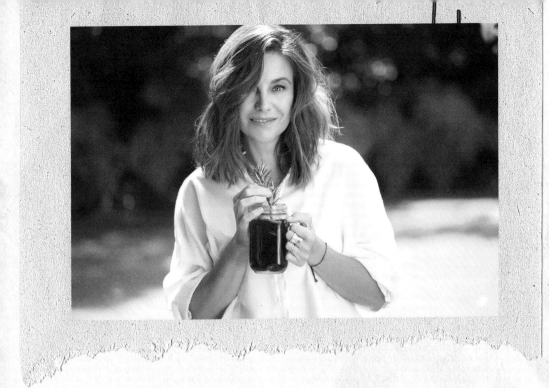

AGUA DE JAMAICA CON ROMERO

4 personas | 15 minutos

4 **tazas de agua**
½ **taza de flor de jamaica orgánica**
2 **ramas de romero**

Pon a hervir las 4 tazas de agua con la flor de jamaica.

Retira del fuego y cuela.

Agrega el romero y sirve con hielos al gusto.

AGUAS INFUSIONADAS

Éstas son algunas ideas para darle un sabor al agua, sobre todo si a tu familia le aburre el agua simple. Son frescas, saludables y no tienen azúcar, pero sí un sabor que les encantará. Puedes dejarlas en el refri toda la noche, y al día siguiente colar y mandarlas a la escuela para tus hijos. No olvides desinfectar los ingredientes.

Agua de pepino, limón y menta
Lava, pela y corta el pepino y el limón y agrégalo todo al agua con hojas de menta.

Fresas y moras
Corta las moras y las fresas antes de agregarlas al agua.

Limón, hierbabuena y jengibre
Pela el jengibre, corta el limón en rodajas y agrega la hierbabuena.

Manzana verde, menta y albahaca
Corta la manzana en cachitos, agrega la albahaca y la menta y 1 cucharada de chía.

Fresa, sandía y hierbabuena
Corta la sandía en cubos, las fresas en rodajas y añade la hierbabuena.

Piña, mango y menta
Corta la piña en triángulos, el mango en cubitos y agrega la menta.

Naranja, moras azules y albahaca
Utiliza la naranja en gajos y aplasta un poco las moras azules para que suelten su sabor; agrega la albahaca.

Pepino, fresa y limón
Corta las fresas a la mitad, el pepino en cubos con la cáscara y el limón en rodajas.

Toronja y romero
Agrega la toronja en gajos y asegúrate de haber lavado el romero.

Las jarras de agua con FRUTAS y HIERBAS se ven muy lindas para decorar y disfrutar del agua en comidas familiares o fiestas de niños. Mucho más SANO que los juguitos o refrescos.

La cantidad es al gusto, pero te sugiero utilizar media taza de fruta, verdura o hierbas por un litro de agua.

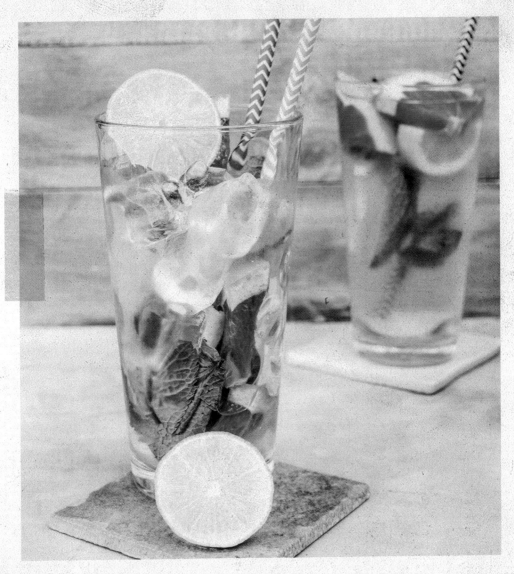

La magia de las hierbas

Las hierbas frescas pueden elevar un plato al siguiente nivel, darle un toque de frescura antes de servir o agregar una deliciosa profundidad de sabor al usarlas durante la cocción.

Son muy fáciles de cultivar. Aunque vivas en un piso 16 o en un sótano ¡no importa! Puedes sembrarlas en una maceta y tendrás a la mano todo lo necesario para realzar tus comidas favoritas.

Hierbas como el romero, el tomillo, la salvia, la hoja santa y el epazote son demasiado intensas para consumirlas en crudo y es mejor cocinarlas, para sacar de ellas los aceites naturales que traen, o freírlas —como la salvia— para potencializar su sabor. Las hierbas suaves, como la albahaca, el cilantro, el perejil y el eneldo, se pueden comer crudas en ensaladas o revueltas en alimentos cocidos.

Además de un gran sabor, todas las hierbas tienen propiedades nutricionales y medicinales, y aportan mucho valor a tu dieta. Úsalas lo más frescas posibles y anímate a hacer un pequeño huerto de macetas, que será tu jardín vivo, del que podrás echar mano en cualquier momento del día.

Involucrar a tus hijos en el proceso es de lo más emocionante porque aprenden y se familiarizan con la idea de que comemos de la naturaleza y somos parte de ella. Además, adquieren un paladar más gourmet y pueden ayudarte a plantar y cocinar contigo de manera muy sencilla.

Si de pronto tienes demasiadas hierbas, puedes secarlas amarrándolas en un manojo y guardándolas en tu despensa. Úsalas para cocinar, hacer té de menta, manzanilla, etcétera.

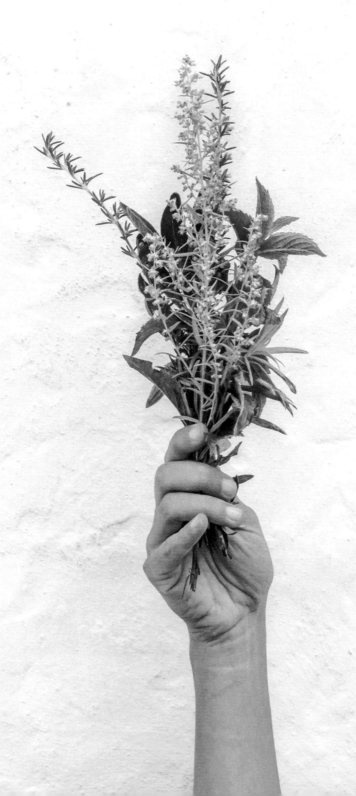

Albahaca

La albahaca es fundamental en la cocina italiana. Perfecta en pastas y ensaladas, con tomates, mozzarella, ajo, berenjenas, alcachofas, el vinagre balsámico, los mariscos e incluso las fresas. Rica en antioxidantes, diurética, fortalece el sistema inmune.

Cebollín

De la familia de las cebollas, tiene un sabor similar pero más delicado. Ideal para ensaladas, huevos, salmón ahumado, sopas, papas, betabeles. Mejora la circulación, alto en vitamina C, ayuda al organismo a protegerse de las infecciones y mejora el sistema inmune. Es también alto en antioxidantes, un aliado perfecto contra el envejecimiento celular.

Hinojo

Es una hierba muy fresca que crece salvaje y un sabor y fragancia a regaliz. Es súper desintoxicante y diurética. Maravillosa para problemas digestivos, ayuda a desinflamar el intestino, y está llena de minerales. El bulbo se puede usar en guisados, sopas, ensaladas o asado al horno, y las delicadas hojas picadas en ensaladas, para decorar un guisado y en jugos verdes.

Eneldo

Es una hierba fragante, se parece al hinojo pero tiene un sabor diferente. Delicioso en sopas, con pescados —en particular salmón y arenque—, en ensaladas, con papas, betabeles y coliflor. Es diurético, antioxidante, sedante y relajante muscular.

Romero

Es una hierba leñosa. Las hojas se quitan de los tallos y se usan en platos con tiempos de cocción largos (los tallos también son excelentes para agregar sabor a las sopas y guisos, siempre que te acuerdes de sacarlos antes de servir). Va muy bien con carnes asadas, papas asadas, en panes como focaccia, tartas, cordero, pollo y pescado blanco. Ayuda mejorar problemas digestivos, respiratorios y musculares.

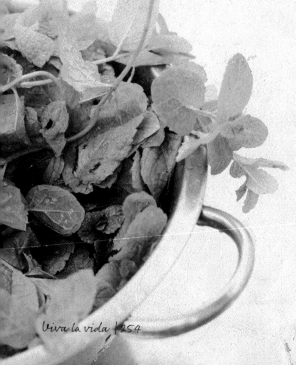

Cilantro

Es una hierba brillante para agregar un sabor fresco y para adornar platos terminados. Un básico en la cocina mexicana y asiática. Puedes usarlo en guacamole, salsa fresca, ceviche, huevos, frijoles, sopas, marinados, curries y caldos. Combina muy bien con la menta. Puedes triturar en un mortero los tallos que tienen incluso más sabor que las hojas. Es el ingrediente clave en las pastas de curry.

Reduce la glucosa en sangre, es diurético, favorece la eliminación de toxinas (especialmente a nivel de metales pesados) y tiene un efecto antiinflamatorio.

Tomillo

Es un arbusto corto y resistente con ramas largas y delgadas y pequeñas hojas perfumadas.

Se usa en guisos a fuego lento y caldos. Se puede asar con carne o verduras como calabaza, puerro o zanahoria. Combina bien con los pasteles de queso y las tartas de verduras. Por su sabor fuerte, es una buena idea usarlo con moderación. Tiene propiedades antibacterianas, antiespasmódicas, antirreumatoides, expectorantes y tranquilizantes.

Salvia

Aunque parece una hierba delicada de hojas aterciopeladas y suaves, la salvia es muy resistente. Es muy aromática y su potente sabor amplifica todo lo que lo rodea, en lugar de cortarlo. Es deliciosa dorada en mantequilla para que esté crujiente y usarla sobre gnocchis, ravioles, pollo, camote, papas, pescados y espárragos a la parrilla. Es un match perfecto con queso peccorino. La salvia aumenta la energía, ayuda a disminuir inflamaciones y dolores intestinales y es relajante a nivel muscular. Una de sus principales propiedades medicinales es su capacidad de combatir efectivamente las bacterias y cicatrizar heridas y cortes.

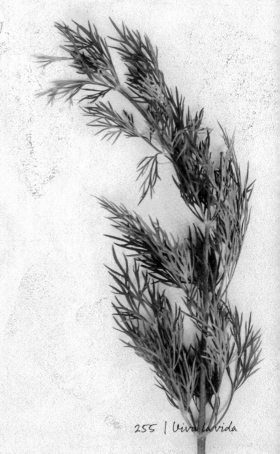

Epazote

Es una hierba aromática extraordinaria. Sus propiedades y beneficios la convierten en un ingrediente clave en la gastronomía mexicana, ya que realza el sabor de los frijoles, tamales, esquites, algunas sopas como la de habas con nopales, y es deliciosa dentro de una quesadilla al comal, típica de los pueblos. Tiene increíbles propiedades medicinales: es antiparasitario, pues ayuda a eliminar y a expulsar rápidamente los parásitos alojados en el sistema digestivo, de manera que hace las veces de un purgante; es antiinflamatorio, antigases, un potente digestivo y antiácido. Está contraindicado en mujeres embarazadas y con problemas cardiacos y en dosis mayores es sumamente tóxico. Siempre debe usarse con moderación; una o dos hojas para una sopa o una olla de esquites.

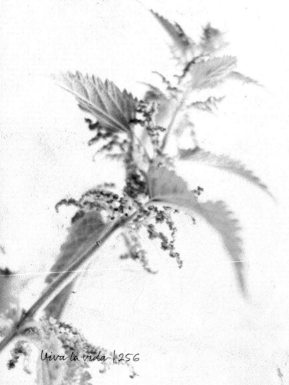

Perejil

Es quizá de las hierbas más usadas en el mundo. Su sabor amargo y fresco da el acabado perfecto para la mayoría de las recetas. Usa perejil fresco sobre carnes, ensaladas, pescados, sopas, y como base de caldos y salsas. Asegúrate de guardar los tallos, ya que puedes usarlos para dar sabor a los guisos y sopas. Es alto en vitamina C y un excelente antioxidante. Además es diurético y una gran opción para deshincharte naturalmente.

Menta

Hay muchas variedades y es una planta muy resistente. La menta fresca va muy bien con la fruta, ensaladas, chícharos, pescado, yogurt, sopas, jugos verdes y tés. Es de las hierbas más versátiles.

Es muy refrescante. Tiene propiedades diuréticas, ayuda al sistema digestivo y al hígado, es antiinflamatoria, expectorante, analgésica, estimulante y activadora.

Orégano

Es una hierba de hoja suave y sabor fuerte. Combina bien con carnes, pescados, vegetales de cocción lenta y platos de pasta. Cuando está seco es más suave y va muy bien sobre pizzas caseras o ensaladas.

Protege el hígado, tiene un efecto antihistamínico, es antiinflamatorio, expectorante y rico en antioxidantes.

Estragón

Es una planta delicada con hojas largas y suaves. Tiene un sabor bastante parecido al anís y va muy bien con pollo, huevos, tomates y papas o picado en ensaladas. Es rico en vitamina C y es un antibiótico natural. Es una planta digestiva y buena para el hígado.

....

Hierba limón (lemongrass)

Es una planta aromática procedente de la India que se cosecha a pleno sol y corta la piel si deslizas los dedos sobre ella. En México es común usarla en té, pero es un ingrediente muy utilizado en la cocina asiática. Se lleva bien con el ajo, la cebolla, la cúrcuma, el jengibre, el pollo, el pescado, el chile, los curries, para preparar chai, y aporta un sabor espectacular a los cocteles. Se usa además como planta medicinal para aliviar el dolor de cabeza, ya que posee un increíble efecto analgésico y antiinflamatorio que reduce el impacto de dichos síntomas en el organismo. Esta planta también es un desintoxicante natural, y ayuda en los problemas digestivos como la acidez estomacal.

Hoja santa

Es una hierba milenaria muy popular en la cocina mexicana debido a sus notas florales de sabor delicado e inconfundible. Se usa cociéndola, para suavizar su textura y obtener un mejor sabor. Es ideal asada para envolver pollo o pescado, pero también para combinarla en huevos o frita para decorar un plato gourmet mexicano. Ayuda a desinflamar el sistema digestivo y mantener los niveles de glucosa en la sangre. Su gran contenido de minerales y vitamina C previene enfermedades respiratorias y es muy útil para prevenir anemia por su alto contenido en hierro.

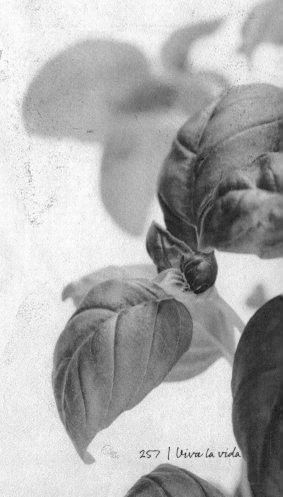

ENSALADA DE HINOJO

2 – 3 personas | 15 minutos

Esta receta es la más fresca. Perfecta para acompañar pescados o un plato de legumbres especiadas, como garbanzos con curry, o un ratatouille o lentejas.

Aquí se usa toda la raíz del hinojo, que es súper antiinflamatoria, por lo cual es maravillosa para acompañar leguminosas, porque ayuda a eliminar gases. Además es muy hidratante, ayuda a la piel, tiene propiedades antioxidantes y previene la anemia y por eso, pero sobre todo por la delicia que es esta combinación, es una de mis ensaladas favoritas.

Consigue una raíz o bulbo de hinojo grande y firme, señal de que está fresco… las hojas puedes usarlas para adornar cualquier plato, alguna otra ensalada o agregarlas a tu licuado verde. También puedes hacer té de hinojo con ellas, e incluso ponerlas secas en un frasco con tapa y usarlas sobre pescados, sopas de verduras o infusiones.

- **1-2 bulbos de hinojo, lavado, seco y sin hojas**
- **5 ramitas de cilantro, sólo las hojas**
- **2 cucharadas de aceite de oliva**
- **1 cucharada de vinagre de manzana orgánico, de preferencia, o limón, si lo quieres más ácido**
- **sal de mar y pimienta al gusto**

Corta finamente en rebanadas el bulbo de hinojo.

Mezcla en un bowl con las hojas de cilantro, aceite, sal, vinagre y pimienta.

Integra con las manos.

Refrigera para que esté fresca antes de servir.

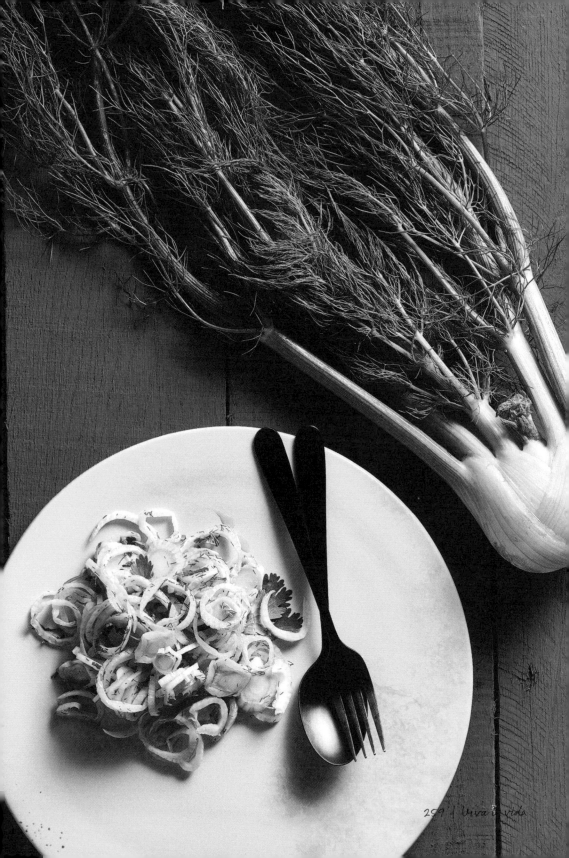

SOPA DE JITOMATE CON ALBAHACA

2 personas | 25 minutos

Con esta sopa siempre vas a quedar bien. Es una combinación deliciosa que se utiliza mucho en la cocina italiana, sin embargo se hace con ingredientes muy fáciles de encontrar.

- 7 **jitomates**
- 1 **diente de ajo**
- ½ **taza de cebolla**
- 8 **hojas de albahaca**
- 1 **hoja de laurel**
- 2 **tazas de caldo de pollo o agua**
  sal de mar y pimienta negra molida al gusto

Pon a hervir en agua los jitomates, el ajo, la cebolla y la hoja de laurel.

Una vez que la piel de los jitomates se haya desprendido licúa todo hasta que quede completamente líquido, agregando las hojas de albahaca para licuarlas también.

Regresa a una olla, agrega el caldo de pollo, la sal y la pimienta. Hierve hasta obtener la consistencia deseada.

Sirve caliente y decora con hojas de albahaca.

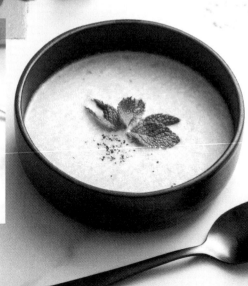

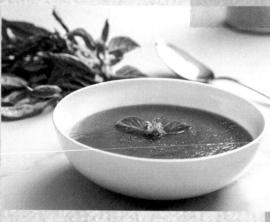

SOPA DE CHÍCHARO CON MENTA

2 personas | 20 minutos

Los chícharos, guisantes o arvejas son legumbres muy recomendadas para niños, ya que aportan proteínas vegetales, carbohidratos y son una buena fuente de minerales como potasio, fósforo, magnesio, calcio, sodio, hierro, zinc y selenio. Además de vitamina C, B_3 B_9, B_1, B_6 y vitamina A.

3 cm	**de poro, cortado en rodajas**
2	**tazas de chícharos**
10-12	**hojas de menta fresca**
2	**tazas de agua o caldo de verduras o de pollo**
	sal de mar y pimienta negra molida
	aceite de coco o mantequilla al gusto

Calienta en una olla 2 cucharadas de aceite de coco o de oliva con el poro, agregando sal y moviendo constantemente.

Después vierte los chícharos con la mitad del agua o caldo y tapa por unos 7 minutos, hasta que los chícharos estén un poco cocidos, pero sigan brillantes y firmes al tacto.

En la licuadora agrega el resto del agua y licúa con la sopa; si es necesario espera un poco a que se entibie. Agrega otra taza de agua o caldo, si la sientes muy espesa.

Una vez licuada perfectamente, agrega la menta y licúa de nuevo. Después devuélvela a la olla y cocina por unos 5-7 minutos, agregando sal y pimienta, para ajustar sabores.

Si la información anterior aún no es suficiente para que pruebes esta leguminosa, olvida todo y date la OPORTUNIDAD de disfrutar su sabor en esta sopa que puedes hacer en tan sólo 15 minutos. Es PERFECTA para una cena ligera o para empezar la comida.

OMELETTE DEL HUERTO

1 persona | 10 minutos

Éste es un desayuno que me fascina por su sencillez y sabor.

Puedes agregar o cambiar las hierbas de acuerdo con lo que tengas a la mano. Hace poco estaba en Yucatán y cortamos de un jardín chaya y hoja santa, dos hierbas que crecen en cualquier lado por esa región, y la combinación fue maravillosa, porque los sabores locales, así como los ingredientes de temporada, siempre serán tu mejor elección. Puedes inspirarte en estas hierbas y hacer combinaciones como se te antoje.

- **2 huevos, orgánicos de preferencia**
- **1 chorrito de leche (de vaca, cabra o almendra)**
- **1 cucharada de cebollín, finamente picado**
- **1 cucharadita de perejil, picado**
- **2-3 hojas de albahaca, picada**
- **2 hojas de menta, picada**
- **1 cucharada de mantequilla**
-    **sal y pimienta al gusto**

En un bowl bate los huevos con la leche y las hierbas. Sazona con sal y pimienta.

Vierte la mezcla en un sartén previamente caliente con mantequilla para formar el omelette.

Después de unos 3 minutos dóblalo por la mitad y voltea para terminar de cocinarlo al centro como a ti más te guste.

☆ Añade aguacate, jitomate fresco o salsas para acompañarlo.

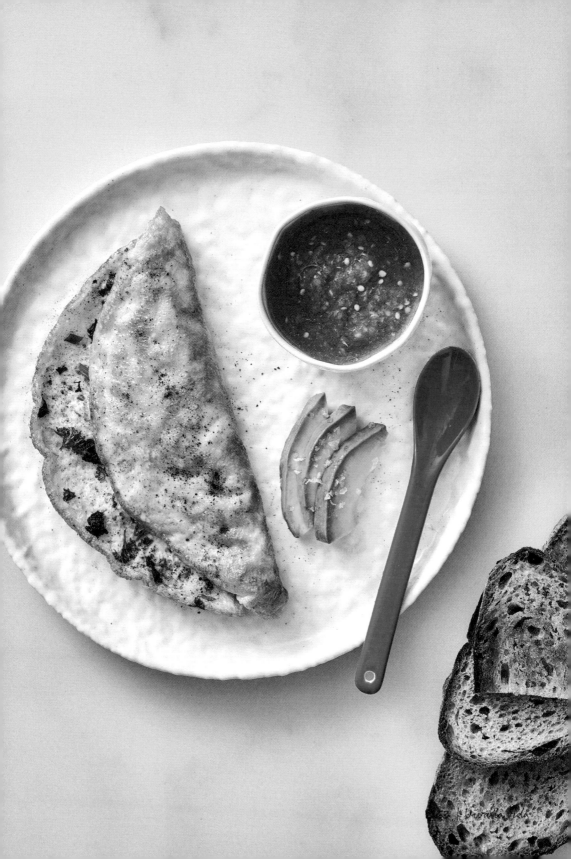

LOS BENEFICIOS DE LOS GERMINADOS

— Los germinados requieren varios días continuos de atención. Si tienes un estilo de vida en el que vas y vienes, no será sencillo que tus germinados salgan bien.

— Son fáciles de conseguir en los mercados.

— Intégralos todos los días a tus ensaladas y jugos verdes.

— Agrégalos al lunch de tus hijos con limón y chile piquín.

— Guárdalos tapados, en el refri, pero procurando que no se humedezcan, limpiando el recipiente de la humedad que se condensa en la tapa o agregando una servilleta gruesa en el interior.

— Es mejor comerlos el mismo día en que los compres.

— El valor nutricional de tu comida pasará a otro nivel si añades germinados de manera regular.

— Germinar semillas antes de consumirlas tiene enormes beneficios: obtienes hasta 20 veces más vitaminas, mejores proteínas, más fibra, más ácidos grasos esenciales, son abundantes en antioxidantes y su contenido de calcio y magnesio está optimizado, al estar unido con la proteína.

— Los germinados son oxigenantes y alcalinizantes.

— Lo mejor de los germinados: ¡los puedes cultivar en tu propia cocina!

— Los germinados son uno de los mejores alimentos para combatir los radicales libres y reforzar la regeneración celular y contienen nutrientes importantes para la buena salud.

Alfalfa

Fitoestrógenos, fitoquímicos benéficos, incluyendo canavanina y saponinas, vitaminas A, B, C, D, E, F, K

....

Brócoli

Precursor de sulforafano. Altas concentraciones de fitoquímicos

....

Trébol

Isoflavones y fitoquímicos

....

Lentejas

26% de proteína

Frijol mungo

Proteína, fibra y vitaminas C y A

....

Chícharo

Vitaminas A, C, ácido fólico, zinc, magnesio y proteína

....

Girasol

Minerales, ácidos grasos esenciales, grasas saludables, fibra, fitoesteroles, vitaminas A, E, complejo B, hierro y proteína

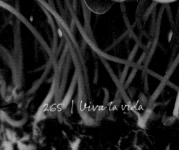

¿QUÉ ES EL SULFORAFANO?

El sulforafano es el antioxidante más potente que existe y está presente en las plantas crucíferas como la arúgula, el rábano, el bok choy, el kale, las coles de Bruselas, el nabo, los berros, la coliflor, las verduras de hoja verde y el brócoli.

A medida que las verduras maduran, la cantidad de sulforafano disminuye, por eso la más alta concentración de sulforafano se encuentra en los germinados, en especial el de brócoli.

¿Y por qué queremos consumir este compuesto mágico? Porque nutre a cada célula de nuestro cuerpo y las protege del daño directo al ADN, fortalece el sistema digestivo, mejora las funciones cerebrales, tiene un efecto antiinflamatorio, desintoxica las células, previene muchos tipos de cáncer y reduce la depresión.

¡Comer germinados todos los días!

¿CÓMO? En ensaladas, licuados verdes y smoothies. Los germinados, además, son el mejor suplemento, el más natural y barato y puedes hacerlos EN TU CASA muy fácilmente.

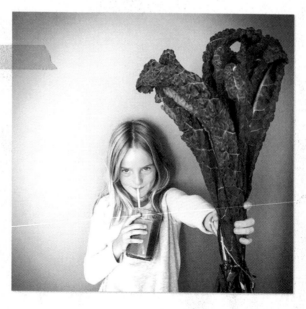

PREPARA TUS PROPIOS GERMINADOS

Necesitas:

Semillas orgánicas de brócoli (3 cucharadas de semillas te darán 200 gramos de coles de brócoli en unos 5 o 7 días).
Un frasco de cristal con tapa para colar
Un bowl de cristal
Un lugar fresco y oscuro

PASO 1

Vierte las semillas en el frasco de vidrio y cubre ligeramente con agua purificada fría. Coloca el frasco tapado en un lugar oscuro y fresco de 6 a 12 horas para permitir que las semillas se remojen.

PASO 2

Es importante tener una tapa con colador para poder drenar el agua del bote; en caso de no conseguir una se puede hacer cortando una media y ajustándola con una liga. Usa el bowl de cristal para colocar el bote inclinado con la tapa hacia abajo para que el exceso de agua se siga drenando y no se pudran las semillas.

PASO 3

Enjuaga las semillas dos veces al día, y cada vez que lo hagas vuelve a poner el frasco dentro del bowl y en un lugar oscuro y húmedo para que se escurra el agua.

PASO 4

Después de 3 o 4 días notarás brotes blancos con hojas amarillentas saliendo de cada semilla. Cuando esto suceda será buen momento para empezar a exponerlas a luz indirecta para que empiecen a enverdecer.

PASO 5

Después de un día o dos de luz indirecta se enjuagan otra vez y se dejan escurriendo durante la noche. La mañana siguiente estarán listas para comer.

MiS TRES GERMINADOS FAVORiTOS

Germinado de chícharo

Es una fuente de energía que le dará un boost nutricional de proteína vegetal a tu comida. Es un increíble alimento verde, bajo en calorías y rico en nutrientes; lleno de poderosos carotenos, antioxidantes y fitoquímicos, como ligninas, quercetina y ácido caféico, que ayudan a proteger tus células de los radicales libres. Al germinar la semilla, ayudas a aumentar sus nutrientes, especialmente zinc y magnesio.

Germinado de girasol

Las semillas de girasol se encuentran entre las más nutritivas y cuando son germinadas ¡aumentan su contenido nutricional en un impresionante 300 a 1 200%! Tienen hierro y clorofila en cantidades abundantes.

Germinado de brócoli

Aunque casi todos reconocen al brócoli como uno de los vegetales más nutritivos que existen, pocos conocen el poder oculto dentro de las semillas de brócoli. Los germinados de brócoli de tres días de edad cultivados de semillas contienen de 20 a 50 veces más sulforafano que el brócoli entero —un poderoso precursor responsable de la activación de las enzimas celulares que ayudan a proteger del daño molecular—.

¡Necesitaríamos consumir al menos un kilo de brócoli fresco a la semana para obtener la misma cantidad de este componente que se encuentra en tan sólo una onza o 30 gramos de germinado de brócoli!

Otra cosa que me gusta de los germinados de brócoli es el sabor. Parecido al germinado de alfalfa, es un perfecto complemento de ensaladas y sándwiches. Y cuando se combinan con aguacate fresco ¡son un dúo perfecto!

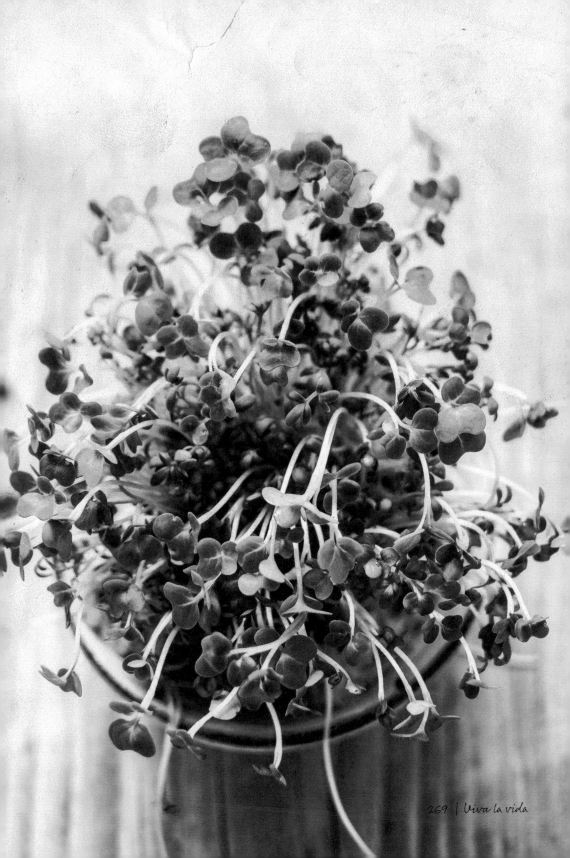

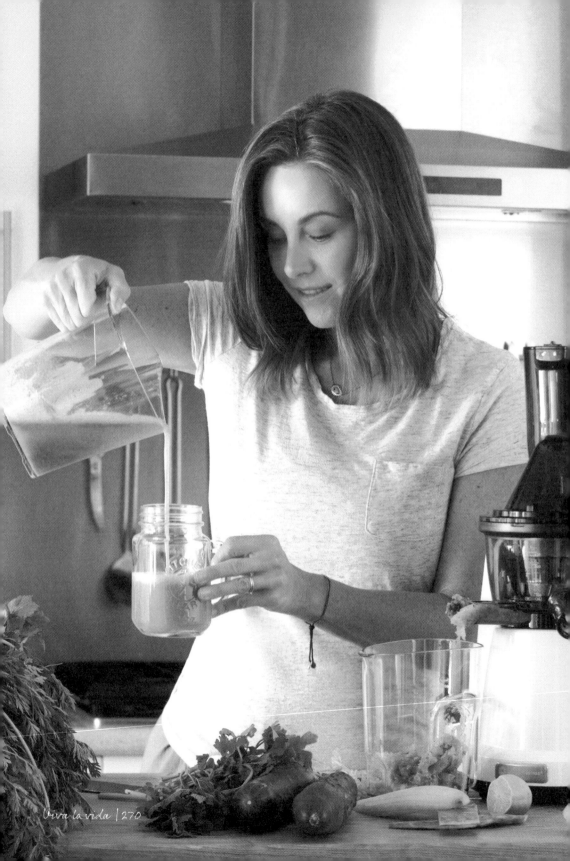

LICUADO MUY VERDE

Todos los días tomo un jugo o licuado verde. Sí, también los fines de semana, en viajes y siempre que quiero sentirme ligera, en vez de comer o cenar tomo un gran licuado verde. Es maravilloso lo que hace por la piel, y es lo más fácil de hacer. Me gusta licuarlo porque así se mantiene toda la fibra de las verduras, y si no tengo kale puedo cambiarlo por un nopal, espinaca o acelgas. Es un básico en mi casa y te lo recomiendo a cualquier hora del día.

4 personas | 10 minutos

- 1 **pepino sin cáscara**
- 1 **puño de perejil**
- 1 **puño de germinados (alfalfa, alfalfa con amaranto o con brócoli, lo que quieras)**
- 3 **tallos de apio**
- 1 **limón, el jugo**
- 5 **hojas de menta o hierbabuena**
- ½ **litro de agua**
- 2-3 **hojas de kale**
- 1 **trozo de jengibre pelado, 1 a 2 centímetros, aproximadamente (opcional)**

Licúa muy bien todos los ingredientes hasta que no queden trozos de verduras, sino una textura agradable.

☆ Me gusta licuado para obtener más fibra y sentirme satisfecha, cuando lo tomo en lugar de cenar o como desayuno; pero prefiero hacerlo en extractor si es que busco más rápida absorción de nutrientes y no uso agua, ni lleva fibra. Para el extractor necesitas duplicar los ingredientes porque sale un jugo muy concentrado.

ENSALADA DE KALE CON POLLO

1–2 personas | 25 minutos

10	hojas grandes de kale
1	limón amarillo o verde
2	cucharadas de aceite de oliva extra virgen
6	almendras, cortadas por la mitad o en cuatro
1	cucharada de semillas de calabaza crudas (pepitas verdes)
½	cucharada de aceite de coco
1	pechuga de pollo orgánico
½	zanahoria, finamente rallada
1	cucharada de cebollín, finamente picado
½	cucharada de tamari (opcional)
	albahaca o menta al gusto

Lava el kale y quita el tallo grueso que tienen las hojas en medio. Seca las hojas y ponlas en un recipiente para ensalada.

Agrega unas gotas de limón y media cucharada de aceite de oliva.

Masajea el kale usando tus manos para suavizarlo, como si estuvieras lavando ropa, no demasiado; sólo lo necesario para quitarle lo rugoso y darle una consistencia agradable al paladar.

En un sartén dora un poquito las almendras y las pepitas. Puedes usar también 1 cucharada de semillas de girasol.

Asa la pechuga de pollo con aceite de coco y si quieres media cucharada de tamari (salsa de soya fermentada naturalmente) o simplemente con unas gotas de limón.

Parte la pechuga en cuadritos, sirve en un bowl con el kale preparado, zanahoria, albahaca o menta y cebollín.

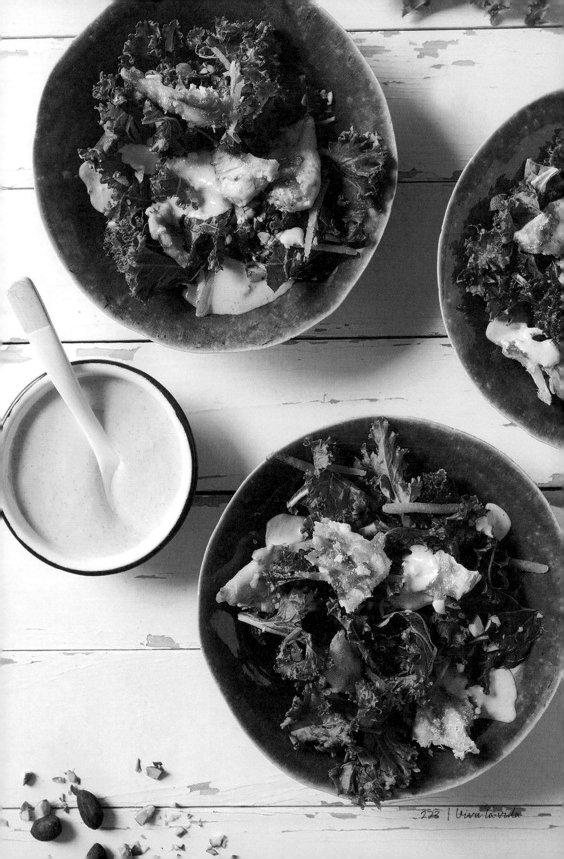

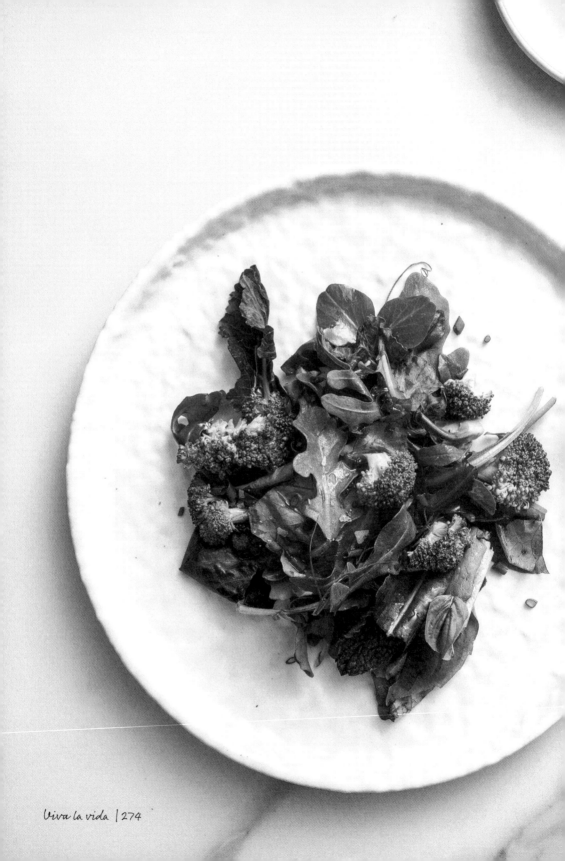

ENSALADA DE ARÚGULA CON BRÓCOLI

4 personas | 10 minutos

- **1** **taza de arúgula**
- **½** **taza de espinacas**
- **½** **taza de lechugas mixtas**
- **1** **taza de brócoli crudo**
- **4** **cucharadas de cebollín**
  sal y pimienta al gusto
  aderezo de toronja al gusto (página 246)

En un bowl coloca todos los ingredientes y mézclalos.

Agrega el aderezo de toronja.

ARROZ INTEGRAL CON VERDURAS

2 personas | 35 minutos

- **2** cucharadas de aceite de coco o de oliva
- **½** taza de las siguientes verduras: brócoli, chícharos, ejotes planos, zanahorias, acelgas, espinacas o espárragos, todo picado
- **1** ajo, pelado y aplastado
- **1** pizca de sal
- **1** taza de arroz integral cocido
- **1** cucharada de tamari o salsa de soya
- **¼** de taza de tallos de cebollitas, finamente picados

En un wok o sartén grande coloca el aceite de coco, las verduras (menos las espinacas) y una pizca de sal.

Cuando estén aún brillantes y firmes (no las dejes cocinar demasiado), agrega el arroz, revuelve e integra todas las verduras, añade el tamari y finalmente las espinacas.

Sirve y espolvorea por encima los tallos de cebollitas.

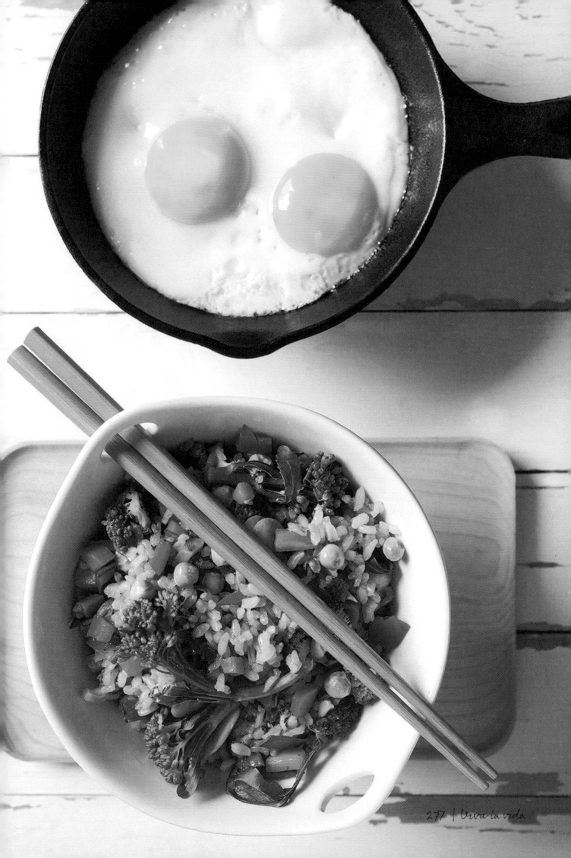

CÓMO MEDITAR

Meditar trae beneficios profundos y duraderos en nuestra vida: disminuimos nuestros niveles de estrés, conocemos nuestro dolor, nos conectamos mejor, nuestro enfoque y concentración aumentan, nos volvemos más conscientes, dormimos mejor y somos más amables con nosotros mismos.

Hay muchas formas de meditar; encuentra con la que mejor te sientas, pero lo más importante es que seas constante.

Un minuto basta para empezar y sólo necesitas calmar tu mente, sentarte o acostarte en un lugar, cerrar los ojos y poner atención en tu respiración en calma.

La meditación de atención plena se trata de prestar atención a la respiración a medida que entra y sale el aire, y darte cuenta de cuándo la mente se desvía de esta tarea. Cuando prestamos atención a nuestra respiración, estamos aprendiendo cómo regresar y permanecer en el momento presente, para anclarnos en el aquí y el ahora a propósito, sin juicio.

Comienza con esta técnica y aumenta el tiempo, o puedes elegir entre muchas apps que existen de meditación con mantras, con cantos, guiadas, con sonidos de la naturaleza. Cualquiera que sea, continúa tu práctica hasta hacerla un hábito. Te aseguro que es la mejor inversión en tu salud física y mental. La ciencia hoy ha demostrado que meditar eleva tu sistema inmune, produce una sensación de paz y bienestar y mejora la memoria.

La meditación es más simple (y más difícil) de lo que la mayoría de la gente piensa. Lee estos pasos, asegúrate de estar en un lugar donde puedas relajarte en este proceso, pon una alarma, si lo consideras necesario, y pruébalo.

Toma asiento. Encuentra un lugar para sentarte que te resulte tranquilo. Establece un límite de tiempo. Si recién estás comenzando, puede ayudar elegir un periodo de tiempo corto, por ejemplo 5 o 10 minutos. Siente tu cuerpo. Puedes sentarte en una silla con los pies en el suelo, con las piernas cruzadas, acostarte si sientes dolor en el cuerpo; todo está bien. Sólo asegúrate de estar estable y en una posición cómoda en la que puedas permanecer. Siente tu respiración a medida que entra y sale. Inevitablemente tu atención dejará la respiración y comenzará a pensar en otras cosas. Cuando te das cuenta de que tu mente empieza a vagar, simplemente regresa tu atención a la respiración. Sé amable con tu mente errante. No te juzgues a ti mismo ni te obsesiones con tus pensamientos.

Sólo regresa. ¡Eso es! Ésa es la práctica. Te vas, vuelves y tratas de hacerlo lo más amablemente posible. Cierra con amabilidad. Cuando estés listo, levanta suavemente la mirada (si tienes los ojos cerrados, ábrelos). Tómate un momento y nota cualquier sonido en el ambiente. Observa cómo se siente tu cuerpo en este momento. Sonríe.

Estoy convencida de que éste sería un mundo mejor si todos meditáramos aunque fuera unos minutos todos los días.

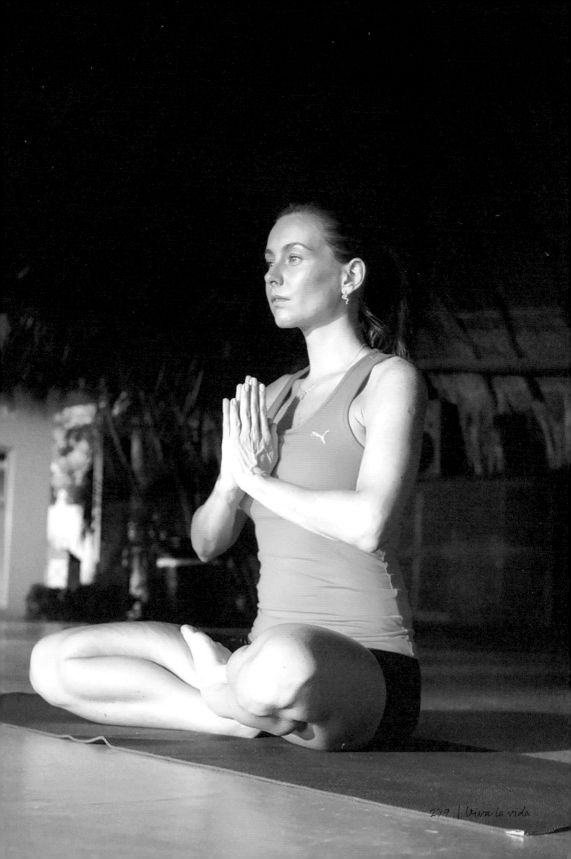

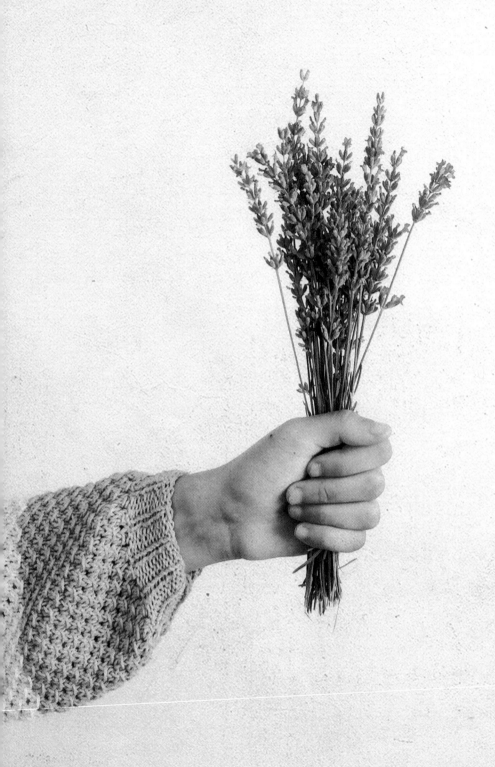

Aceites esenciales

Los utilizo a diario porque es una manera de prevenir, curar, limpiar espacios, ayudar a las emociones e inducir a un sueño profundo y reparador. Los aceites esenciales son mucho más que aromas agradables. Son muy poderosos y su uso se remonta al antiguo Egipto. La mirra, el incienso y el romero eran algunos de los aceites que se usaban con más recurrencia e incluso son mencionados para diferentes usos medicinales en la Biblia. ¿El secreto de los aceites esenciales? La calidad. Siempre hablo de la calidad de los ingredientes, para lo que sea que se empleen: en la comida, tu skincare, tus productos de baño y de limpieza. Y ésta no es la excepción.

Los aceites puros son mucho más efectivos. No tienen agentes tóxicos ni sintéticos, que generalmente se usan para hacerlos más baratos. El precio y el prestigio de la marca te hablan mucho de la calidad de los extractos. Considera que para lograr una gota de extracto se necesita mucha materia prima. Por ejemplo, necesitas 75 limones para sacar 15 ml de aceite de limón.

Hay aceites que son de grado alimenticio, es decir, que por su pureza se pueden ingerir, otros que se usan sólo untados o en difusor y otros que se recomienda rebajar con aceite de coco para untarlos porque son muy fuertes. Amo también cómo ayudan a mejorar el ambiente o la energía de una habitación. Purifican y calman, energizan o relajan, dependiendo de lo que necesito.

Eucalipto

Para descongestionar. Es maravilloso para las vías respiratorias. También para limpiar espacios.

Menta

Para refrescar cualquier espacio, para quitar el dolor de cabeza, e incluso como enjuague bucal de emergencia es buenísimo —una gota diluida en un poco de agua—. Para concentrarse es muy efectivo; se lo doy a oler a mis hijas para que se enfoquen cuando hacen tarea.

Té de árbol (maleluca)

Es antiviral y súper descongestionante cuando tienes un resfriado o infección de garganta. Diluido con aceite de coco quita hongos de la piel, y es el mejor para eliminar y prevenir piojos. Como mamá lo he comprobado.

Limón

Es un olor que me despierta y me pone de buen humor. Es muy refrescante, también sirve para cocinar. Me encanta agregarle una gota a la mezcla de hot cakes con ricotta, a la tarta de ciruelas o a cualquier pan que tenga frutas ácidas; le va muy bien. Es un aroma que neutraliza otros olores. Si cocinaste pescado o tu cocina huele a comida frita, este aceite limpia espacios.

Mirra

Es un olor muy fuerte, uno de los aceites esenciales más antiguos y me encanta porque es muy bueno para la piel. Es anticancerígeno. También lo uso para meditar, al igual que el incienso, que también tiene propiedades anticancerígenas y antiinflamatorias y ayuda mucho a relajar y a entrar en una meditación profunda.

En el vaporizador uso eucalipto, tea tree o menta, incienso (frankinsense). Este último me encanta para meditar.

Untados, con base de aceite de coco, uso tomillo en el pecho y tea tree, que ayuda a descongestionar, sobre la garganta y cerca de la nariz, en estados gripales.

La mezcla thieves me encanta para prevenir resfriados. Contiene clavo, cardamomo, limón, canela, eucalipto y romero.

A veces me unto en las plantas de los pies aceite de coco con una gotita de aceite de orégano, para ayudar a subir el sistema inmune, en estados gripales.

Otra de mis mezclas favoritas es Inspiration. Lleva muchos aceites esenciales puros como incienso, bergamota, yling ylang, cedro, sándalo y geranio, entre otros. Es especialmente buena para calmar, entrar en estados meditativos y abrir la conciencia. Me la pongo como perfume en las muñecas y en las orejas a diario.

Mis aceites
esenciales básicos

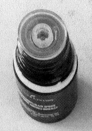

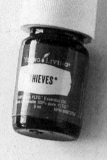

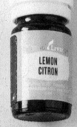

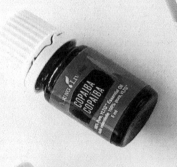

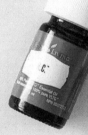

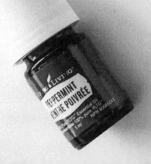

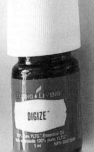

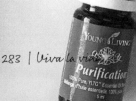

Remedios naturales

Procuro resolver los pequeños malestares con remedios naturales en vez de vaciar toda la farmacia.

Cuando los síntomas no son graves, los uso siempre y me han dado muy buenos resultados. Con mis hijas también. A veces el remedio y un apapacho son más efectivos que un botiquín. Los remedios caseros son mágicos. Muchos pasan de generación en generación y son recetas que vale la pena probar. Recuerda que éstas son sólo recomendaciones y cada cuerpo funciona diferente. Escucha a tu cuerpo y, por razones de seguridad, siempre consulta a tu médico. Los remedios naturales también están hechos para disfrutarse. Un té de menta, jengibre o manzanilla es perfecto a media tarde aunque no te sientas mal.

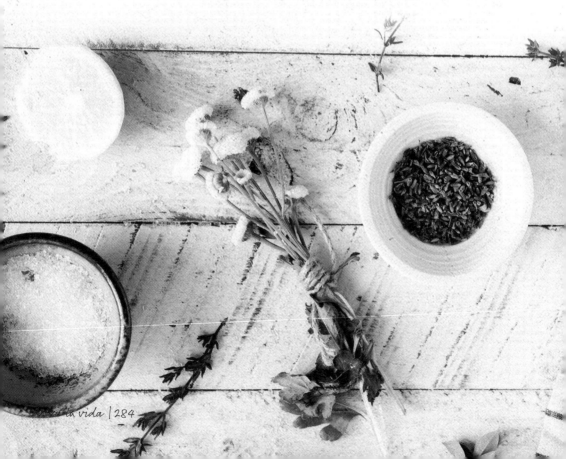

Menta fresca

La menta es digestiva y astringente; su olor ayuda a la concentración y a enfocarse. Me encanta en té. Simplemente hierve agua, agrega un puñado de hojas de menta y apaga en seguida. Deja reposar. A mi hija le gusta mucho. A veces cuando hace la tarea le preparo un té o le pongo un poco de aceite esencial de menta en la frente. No sé si es mi imaginación, pero funciona muy bien.

Miel

La miel cruda —es decir, sin pasteurizar— me encanta. La uso en cortadas, para calmar la piel irritada, como mascarilla y para agregarla a mi tónico détox o a un té de jengibre, para cuando tengo un resfriado.

Otra variedad de miel que uso mucho es la miel melipona. Es muy terapéutica: refuerza el sistema inmune y ayuda a combatir algunos hongos, bacterias y virus. Además, tiene vitamina B y enzimas. Para asimilar mejor sus propiedades pongo unas gotas debajo de la lengua. Mezclada con aceite esencial de eucalipto, clavo, menta, árbol de té, o incienso, ayuda a que se cure e incluso a controlar los brotes de herpes labial.

Hielo

Este remedio me lo dio una señora cuando yo estaba embarazada de María, mi hija mayor, y es de verdad una joya. Masticar pequeños cubos de hielo o partidos previamente quita las náuseas.

Éste es uno de los remedios más sencillos y efectivos que conozco.

Jengibre

Lo mejor para las náuseas, la digestión y los malestares de la gripa, es cubrir con agua caliente una cucharada de jengibre fresco y rallado y medio limón amarillo o verde y beber esta infusión. Puedes endulzar con stevia o un poco de miel. Yo tomo este té todos los días.

Puedes usar el jengibre fresco y rallado en aderezos de ensaladas, agregar un trozo en un jugo verde, o cocinar con él platillos con un toque asiático. Siempre viene bien.

Esta raíz calienta el cuerpo, es antibacterial, desinflamatoria, antiséptica, ayuda a fortalecer el sistema inmune, a prevenir resfriados, acelera el metabolismo, estimula la digestión y ayuda a la circulación.

Agua de coco

Es lo mejor para hidratarte sin los colorantes ni el azúcar añadido de las bebidas comerciales. Perfecto para después de la fiesta o desvelada, después de haber hecho mucho ejercicio o si pasaste una noche en el baño por malestar estomacal. ¿Cómo la tomo? Fría. Te hará sentir mucho mejor.

Hinojo

Las semillas de hinojo son muy útiles cuando comiste mucho, tienes empacho, o mucho gas por alimentos como habas, frijoles, garbanzos o col.

Pon a hervir durante un minuto una taza de agua con una o dos cucharadas de semillas de hinojo. Apaga, deja reposar y cuela. Es impresionante cómo ayuda a sentirte bien después de una comida pesada.

Ciruelas Umeboshi

Son pequeñas ciruelas fermentadas naturalmente. Son saladas y ayudan mucho a mejorar la digestión, aliviar la diarrea, remineralizar el cuerpo y sobreponerse a las crudas.

La receta es muy sencilla: simplemente come una poco a poco y toma mucha agua. Es un gran remedio.

También puedes tomarla en té. Pon una ciruela en una taza y vierte agua hirviendo.

Daikon

Es un rábano blanco, grande y largo, utilizado mucho en Japón. Es un remedio macrobiótico buenísimo; sin duda otra receta que no falla para cuando estás hinchado. Es un diurético muy efectivo.

Hay que rallar el daikon y exprimir dos cucharadas de jugo, agregar una pizca de sal de mar y seis cucharadas de agua pura.

La mezcla se hierve y se toma una vez al día y no más de tres días seguidos. No te tomes el jugo sin hervirlo primero.

También sirve para disolver la mucosidad acumulada en el cuerpo y bajar un poco de peso. Cuando tienes una boda, un evento o es tu cumpleaños o simplemente has estado comiendo de más, te recomiendo esta receta: ralla media taza de daikon, agrega de 2 a 3 gotas de tamari y vierte encima una taza de agua hirviendo. Bebe la mezcla por la noche, nunca por más de 10 días seguidos.

Vinagre de manzana

Lo uso todos los días y procuro siempre invertir en un vinagre de buena calidad porque sus propiedades dependen mucho de la calidad del mismo.

Es un antimicrobiano natural buenísimo que también te ayuda a mantener tu cuerpo alcalino, mejorar tus defensas y para la salud general de tu intestino. Yo lo tomo desde hace mucho diluyendo una cucharadita en un vaso con agua por las noches.

También puedes usarlo para preparar sauerkraut (col fermentada) y así aumentar sus propiedades macrobióticas.

Si te duele la garganta, mezcla 1 cucharada de vinagre de manzana con 2 cucharadas de agua, miel a gusto, ¼ de cucharadita de pimienta de Cayena y jengibre molido.

Agua con limón

Es la mejor manera de empezar el día y limpiar tu cuerpo. Alcaliniza, limpia los intestinos y remueve la mucosidad. Beberlo todos los días es un buen hábito que tu cuerpo agradecerá. Simplemente llena un vaso con agua caliente, exprímele medio limón amarillo o verde y tómatelo al despertar.

También puedes hacerlo en la noche, antes de acostarte.

Clavo

Una sola especia que te puede ayudar a aliviar el dolor de muelas, la diarrea y las infecciones vaginales.

¿Cómo lo tomo? En té es la mejor opción: una cucharada de clavo en dos tazas de agua hirviendo.

También puedes usar el té como enjuague bucal y prevenir la formación de placa.

Canela

Un antiséptico natural maravilloso. En té ayuda a disminuir la sensación de cuerpo cortado y el dolor de cabeza. Añade una raja de canela en una tetera con 3 tazas de agua y hierve. Sírvelo con 1 taza de leche de almendra y miel al gusto.

Ajo

Es un bactericida, fungicida y antiviral natural. Este remedio lo tomo sólo en casos especiales y definitivamente si no tengo una cita o cena en puerta, porque el olor puede ser bastante intenso. Aun así, creo que vale la pena intentarlo si te sientes con las defensas bajas, a punto de atrapar un resfriado o si ya lo tienes. Te curarás más pronto.

La preparación es muy fácil. Pela un diente de ajo y pícalo muy finamente. Agrégalo a ¼ de vaso con agua y tómatelo sin masticarlo, ni mantenerlo en tu boca. Trágalo lo más rápido posible y no tomes más agua por un rato porque puedes sentir náuseas. Espera y la sensación se irá de volada.

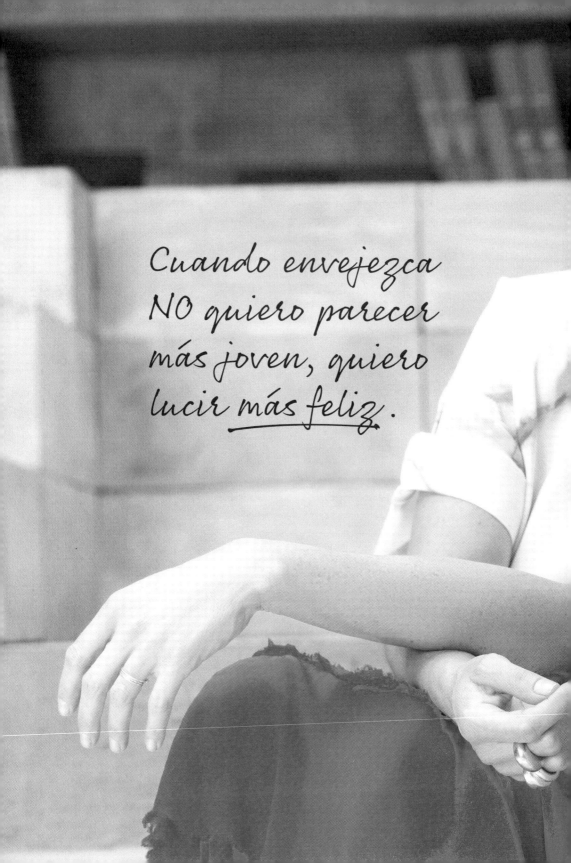

Cuando envejezca
NO quiero parecer
más joven, quiero
lucir más feliz.

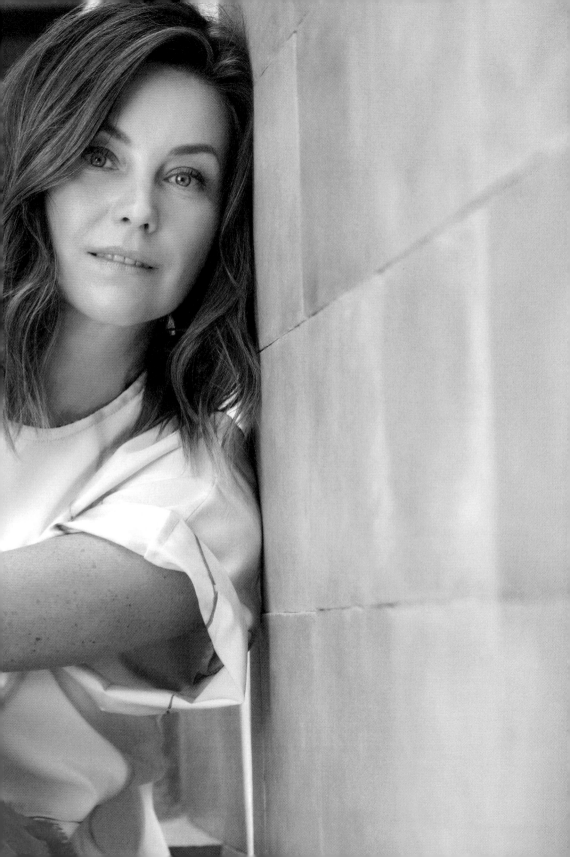

LOS BENEFICIOS DEL CALDO DE HUESOS

Una de mis doctoras favoritas es Patricia Restrepo. Ella es químico, médico y especialista en medicinas antiguas y usa el poder de la química de los alimentos para tratar muchos tipos de enfermedades. Su método es siempre curar con comida y usa mucho los beneficios del caldo de hueso.

El caldo de huesos se cocina hirviendo huesos de animales como pollo, pavo o res por un tiempo aproximado de entre 8 y 24 horas. El tiempo de hervor es importante porque es el necesario para poder extraer todo el sabor y todos los beneficios posibles.

Según la doctora: "El caldo de huesos no es cualquier caldo. Y tampoco es una sopa. Es un concentrado de sanación pura. Este caldo es un 'líquido dorado' rico en nutrientes, uno de los alimentos medicinales más antiguos y más poderosos en el mundo".

Los caldos de huesos son básicos para sanar el intestino y recuperar la salud naturalmente. Contienen colágeno, magnesio, potasio y calcio, proteínas y aminoácidos, por lo que sus beneficios trabajan desde un nivel celular: revitalizan las células, retardan y reparan los signos de envejecimiento, promueven la pérdida de peso, ayudan a la recuperación de energía, alivian dolores de cabeza, ayudan a revertir la diabetes, desparecen la hinchazón, alivian la diarrea y el estreñimiento, reducen la inflamación crónica y favorecen un microbioma sano.

En la tradición (y el colágeno) está la clave.

A pesar de que el caldo de huesos es un remedio tradicional que se utilizaba en la antigüedad para luchar contra resfriados y problemas digestivos, para mineralizar un cuerpo debilitado y recuperarse contra cualquier accidente o enfermedad, es una receta que se está rescatando para curar las enfermedades modernas, sobre todo las que tienen que ver con toxicidad.

Procura conocer la fuente de procedencia de los huesos, las verduras, el agua y la sal que usarás. Esta última debe estar naturalmente mineralizada. En la calidad y pureza de los ingredientes está la clave para que sean curativos.

Si el animal vivía en un ambiente tóxico, se alimentaba de granos con pesticidas, y era inyectado con hormonas o antibióticos, o si las verduras crecieron con pesticidas y fueron modificadas genéticamente, ese caldo no será precisamente el mejor para curarnos.

Hoy existen lugares certificados para conseguir huesos de varios animales. En la variedad hay más aporte nutricional, y por eso es recomendable tomar caldos de huesos de diferentes tipos.

Para que el caldo sea mucho más nutritivo se deben añadir patas de pollo y cerdo, pues éstas contienen altas cantidades de colágeno y cartílago que convierten el caldo en un tónico curativo.

Lo que sabían nuestras abuelas es que los caldos contienen nutrientes en una forma que el cuerpo es capaz de absorber con facilidad.

Los huesos deben cocinarse lentamente sumergidos en agua y un poco de vinagre de manzana, donde van a quedar los nutrientes que se extraen de ellos, como la glicina, un aminoácido esencial que facilita la digestión y favorece la regeneración celular; minerales como el calcio, el magnesio o el fósforo (contenidos de una forma que el cuerpo es capaz de absorber con facilidad) y una gran cantidad de proteínas biodisponibles, resultado de la cocción lenta a la que debe estar sometido el caldo. Todos estos aminoácidos y minerales hoy se venden como suplementos para la artritis y el dolor en articulaciones y están disponibles en un caldo de huesos.

Pero la joya de la corona es el colágeno.

Pero la joya de la corona es el colágeno.

Algunos beneficios de tomar caldos regularmente son:

☆ Alivian el síndrome del intestino permeable: el colágeno es un calmante que cura y sella el revestimiento de los intestinos, evitando enfermedades de tipo autoinmune o neurológico.

☆ El mejor aliado la piel: el colágeno ayuda también a prevenir y suavizar las arrugas, favorecer la elasticidad y firmeza de la piel. Un poder que mejora también la calidad de las uñas, el cabello, los tendones o los ligamentos.

☆ El caldo de huesos contiene sulfatos de glucosamina, condroitina y otros compuestos presentes en los cartílagos, capaces de disminuir el dolor causado por la artritis, reducir la inflamación de las articulaciones y nutrir a los músculos.

☆ Desintoxica. Estamos expuestos a una gran cantidad de ingredientes artificiales, químicos, pesticidas, perfumes, productos de belleza, limpieza, etc., que pueden dañar gravemente el organismo. El caldo de huesos ayuda al sistema digestivo y al hígado a expulsar los desechos y eliminar toxinas.

☆ Tiene un sabor capaz de reconfortar a cualquiera.

CALDO DE HUESOS DE POLLO

6 personas | 26 horas

- ½ **kilo de patas, alas, huesos con pellejo, cartílago, sólo huesos, no carne (siempre usa pollo de rancho, orgánico)**
- 2 **zanahorias, picadas**
- 1 **rama de apio, picado**
- 1 **cebolla amarilla o blanca, en trozos**
- 1 **diente de ajo, machacado**
- ¼ **de cucharadita de sal mineralizante (como sal del Himalaya, o maldon o fleur de sal)**
- 2 **cucharaditas de vinagre de manzana**
- 2 **litros de agua, que se deben de mantener al mismo nivel durante todo el proceso**

Saltea el pollo revolviendo en la olla.

Añade agua, vinagre y sal.

Deja hervir y baja el fuego, para cocer aproximadamente 20 o 25 horas.

Cada 2 o 3 horas revisa el nivel del agua y si ha disminuido una taza, agrega una taza de agua. No dejes que se consuma, se debe mantener casi el mismo nivel de agua durante todo el proceso.

Una o dos horas antes de terminar la cocción añade las verduras. Después cuela todo y deja que el caldo se enfríe en frascos individuales, antes de meterlo al refri. Después de enfriar congela hasta por 3 meses.

👁 De la misma manera puedes hacer un caldo de huesos de res, usando tuétano, chambarete, todos los huesos que consigas (te recomiendo saber y confiar en su procedencia; yo compro huesos certificados, en tiendas orgánicas o en ranchos que conozco). En ese caso, deja remojar los huesos —2 kg aproximadamente— en agua y 4 cucharadas de vinagre de manzana por media hora antes de prender el fuego; el vinagre ayudará a que los nutrientes de los huesos se vuelvan más disponibles para que los absorbamos mejor. El resto del procedimiento es igual.

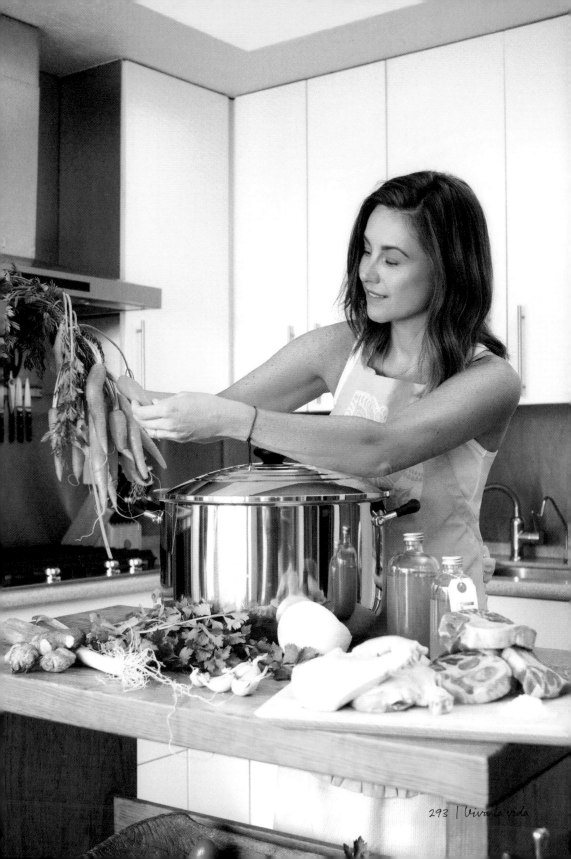

NADIE SABE LO QUE TIENE, HASTA QUE LO PIERDE.

Atentamente: El colágeno

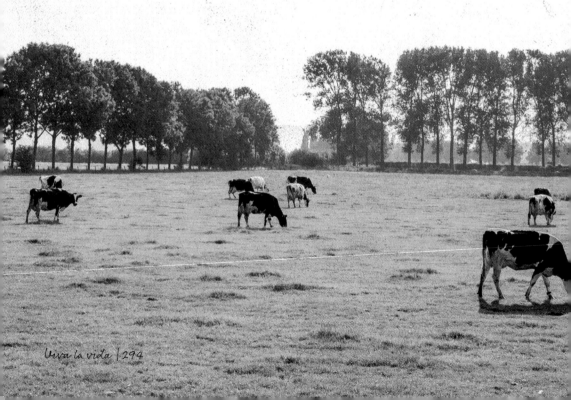

EL COLÁGENO

El colágeno es una proteína que nuestro cuerpo produce naturalmente y el mayor componente de nuestros tejidos conectivos, el cabello, la piel y las uñas. El 33% de la proteína en el cuerpo es colágeno y es la sustancia más abundante que se encuentra en la matriz extracelular, que es el espacio entre las células. Es por eso que el colágeno juega un papel tan importante en nuestra salud y en nuestra apariencia física.

Con los años, el cuerpo disminuye la producción de colágeno. Por eso empezamos a arrugarnos, la piel pierde elasticidad y firmeza, el cabello y las uñas se adelgazan y nos duelen las articulaciones.

La buena noticia es que se puede aumentar la producción natural de colágeno en el cuerpo. Además del caldo de hueso, hay otras opciones para consumir colágeno que también son buenas alternativas, como el polvo de colágeno proveniente de animales sanos como vacas de libre pastoreo.

Yo tuve problemas de articulaciones por inflamación: adopté hace mucho una dieta antiinflamatoria y empecé a tomar caldo de hueso con regularidad y el cambio fue total. Mejoré muchísimo.

A veces, si no tengo tiempo de hacer caldo, tomo colágeno hidrolizado. Lo pongo en agua, en mi jugo verde o en alguna sopa.

Es fundamental que la fuente de colágeno que consumas sea segura y que el proceso de hidrolización sea efectivo para que lo puedas absorber.

Esta receta es para hacer un CALDO DE HUESOS de manera sencilla, ya que se puede hacer de muchas maneras, pero tiene sus trucos. Lo más recomendable es una olla de cocción LENTA (slow cooker), por la simple razón de que para sacar todo el COLÁGENO y otros AMINOÁCIDOS se necesitan muchas horas cocinando a fuego lento y dejarlo en la estufa no sería seguro. Antes, las cocinas tenían rejillas y se dejaba a las brasas, que podían mantenerse calientes, por largas horas, y así se hacían los caldos.

Otra cosa para tener en cuenta es el olor. Yo decidí sacar mi olla (que además es eléctrica) a un patio afuera de mi casa, porque el olor a huesos no es lo más agradable por tantas horas, así que teniendo esto en cuenta, lo demás es muy fácil.

Mi doctora y querida amiga Patricia Restrepo usa este caldo como BASE para hacer sopas de diferentes colores y sabores, para CURAR y NUTRIR a sus pacientes con comida real. Una vez teniendo esta base, puedes usarla de modo terapéutico para tomar un shot en ayunas, o antes de cada comida, o como cena. Yo le pongo perejil o cilantro, jengibre, sal, pimienta y limón. O se puede licuar con verduras y así darle diferentes sabores y propiedades.

Por ejemplo, puedes cocer verduras verdes, como chícharos, brócoli, perejil o chayote en agua con sal y después licuarlas con el caldo como base. O puedes usarlo para la base de cualquier otra sopa.

¡OJO! No es un caldo de pollo... químicamente es muy diferente. Aporta muchos NUTRIENTES como la glicina, un aminoácido esencial que facilita la digestión y favorece la regeneración celular; minerales como calcio, magnesio, fósforo; y una gran cantidad de proteínas biodisponibles, y por supuesto, el colágeno, que sale de los huesos, resultado de la cocción lenta a la que debe estar sometido el caldo.

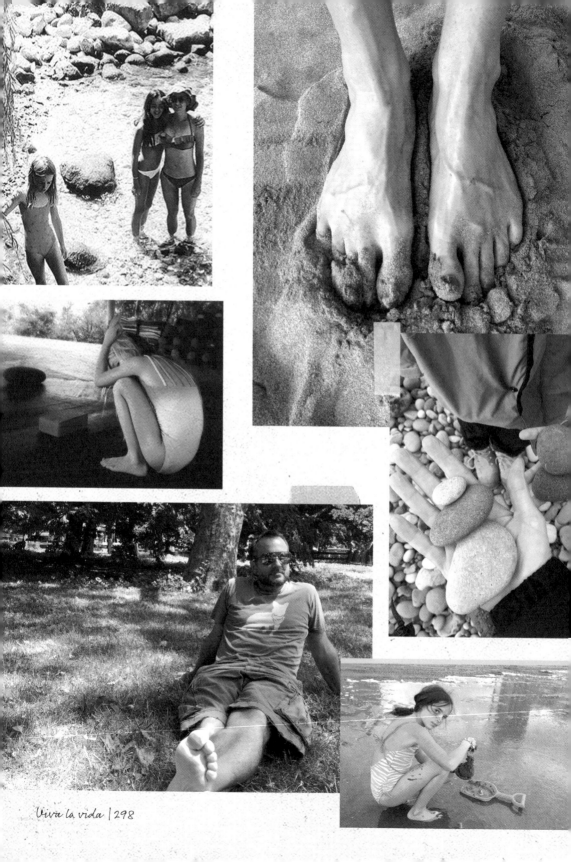

CON LOS PIES EN LA TIERRA

Aunque no lo notemos, estar desconectados de la tierra por medio de materiales aislantes como la suela de nuestros zapatos, madera, plástico o asfalto puede llegar a causar sensaciones de malestar y fatiga. Cuando nosotros reconectamos con la tierra al hacer contacto directo con la superficie terrestre, nuestro cuerpo recibe una carga de energía que nos hace restaurar el balance y sentir un bienestar casi inmediato.

Esta práctica, conocida como *earthing*, tiene muchísimos beneficios. Así como recibimos vitaminas del sol y de los alimentos, la tierra tiene una gentil y eterna energía natural. Los expertos en este movimiento sugieren que pensemos en esta energía como vitamina T —T de tierra—. Esta energía es invisible, no la podemos ver, pero muchos la describen como una sensación tibia, a lo mejor de cosquilleo, pero siempre placentera que se siente al estar en contacto directo con la tierra, la arena a la orilla del mar, o sobre tierra mojada. Esta recarga de energía puede hacer la diferencia entre dormir bien o no, o sentirte fatigado o con mucha energía.

Lo más increíble de esto es que es un proceso simple y natural que realmente tiene un impacto en la psicología humana. Cuando hacemos ese contacto con la tierra nuestro sistema se ajusta automáticamente a un nuevo nivel de funcionalidad. Muchas de las personas que llevan practicando *earthing* varios años aseguran que jamás quieren regresar a sentirse aisladas, ya que la diferencia es abismal.

Esta práctica tan sencilla puede elevar tu calidad de vida que de otra manera no sería posible. Pon los pies en la tierra. Funciona casi instantáneamente y cualquiera lo puede hacer. Nuestro cuerpo está hecho de agua y minerales, que son buenos conductores de electricidad. Así que quítate los zapatos, busca un lugar en donde puedas estar en contacto con la tierra: un jardín, un parque, un pedacito en donde haya hierba. Sal de tu lugar de trabajo y busca un rincón en el cual puedas reconectarte. Si no lo encuentras, abraza un árbol. Yo lo hago. Cuando trabajo y tengo tiempo de descanso, no me encierro: salgo, me siento en el pasto, si tengo la fortuna, meto los pies al agua de un río, del mar, de un lago. El contacto directo con la superficie de la tierra genera un tipo de nutrición eléctrica con sorprendentes y potentes efectos desinflamatorios y antioxidantes.

MENOS TOXINAS

Hoy sabemos que no queremos sumarle más sustancias, emociones ni pensamientos tóxicos a nuestra vida.

Estas pequeñas acciones te lo simplifican ayudándote a ti y al planeta:

— No refrigeres comida caliente, ni la congeles en envases de plástico. Usa vidrio o acero inoxidable.

— Que el microondas no sea un hábito en tu vida. Déjalo para alguna emergencia o de plano tíralo. Nunca calientes nada en contenedores de plástico.

— No uses plástico ni unicel, sobre todo con bebidas o comidas calientes.

— Mastica bien tu comida y come despacio, en un ambiente relajado. Las porciones pequeñas mejoran la digestión y esto permite una mejor absorción de nutrientes.

— Prefiere remedios basados en productos naturales. Reduce lo más que puedas el consumo de medicinas, no te automediques y consume sólo las que sean necesarias.

— Evita el estreñimiento. Toma mucha agua, fibra y fruta. Intenta no usar laxantes y si debes hacerlo que sean herbales. Nunca conviertas el uso de laxantes en un hábito.

— Usa fibras naturales. La piel es el órgano de eliminación y desintoxicación más grande que tenemos, por lo que fibras como el algodón, la lana o el lino la dejan respirar.

— No uses desodorante, antitranspirante, jabones, shampoos, pasta de dientes, lociones, que tengan muchos químicos. Recuerda que todo lo que pones en tu piel entra a tu cuerpo.

— Cepilla tu piel en seco todos los días, haciendo énfasis en donde se encuentran los nódulos linfáticos, cuello, hombros, axilas y muslos.

— Reduce al máximo tu consumo de azúcar refinada.

— Incrementa tu ingesta de verduras. Las hojas verdes son un alimento natural anticancerígeno, al igual que el brócoli, la coliflor, el kale y las coles de Bruselas. ¡Llénate de ellos! Previenen la formación de tumores y son energía vital para tu cuerpo. Busca mucha variedad a diario.

— ¡Ríete! Está demostrado que las personas que se ríen constantemente y son felices tienen menos posibilidades de desarrollar enfermedades físicas y mentales.

— Trabaja en eliminar el estrés de tu cuerpo y en relajarte: practica yoga. Las posturas de yoga elevan el oxígeno en nuestras células, lo cual es esencial para una buena salud.

— Medita, anda en bici, lee, sal a la naturaleza, date un baño de tina o un masaje. Dedícate tiempo a ti mismo, te lo mereces.

— Duerme bien. Es indispensable para el funcionamiento de todo tu cuerpo lograr un sueño reparador.

— Convive con gente que amas. Dedícale tiempo a comer con tu familia y entre amigos. Está demostrado que vivir en soledad te predispone a todo tipo de enfermedades.

— Agradece estar aquí. Tómate un momento en el día para disfrutar, cantar, brincar y reírte.

— Deshazte de toda la comida de tu casa que contenga conservadores, colorantes artificiales y químicos. "Desintoxica tu alacena."

— Siempre que puedas consume comida sin etiquetas, ingredientes naturales, de la mejor calidad, orgánicos, o que conozcas su procedencia. La cantidad de pesticidas, hormonas, antibióticos y GMO se reducirá notablemente.

UN BOSQUE EN EQUILIBRIO

Es vital tener un sistema digestivo sano. Y eso no sólo significa nada más evitar la acidez, indigestión o inflamación. Es procurar mantener equilibrada la flora intestinal. Hay muchos estudios sobre la particularidad de la flora de cada individuo y su relación con las enfermedades crónicas. La salud del intestino determina qué nutrientes absorbemos y qué toxinas, microbios y alergénicos mantenemos fuera, y es comparable a una selva. El intestino es una gran fábrica de químicos que ayudan a digerir la comida, producir vitaminas, regular hormonas, eliminar toxinas y producir compuestos. Demasiadas bacterias de algún tipo como parásitos, hongos o bacterias "malas", o una insuficiente cantidad de lactobacilos o bifidobacterias, pueden desencadenar alergias, artritis, enfermedades autoinmunes, acné, fatiga crónica, cambios de humor, demencia y cáncer.

Imagínate un bosque en donde cada especie cumple con una función que es fundamental para mantenerlo en equilibrio. Algo así sucede en el intestino delgado, que hoy se sabe es nuestro segundo cerebro y tiene una conexión directa con todo lo que pasa en el cuerpo.

La variedad y el delicado equilibrio de nuestro microbioma (los animales del bosque) son fundamentales para mantener un sistema de defensas sano, prevenir y curar enfermedades, tener buen humor, dormir bien, eliminar toxinas, regular hormonas, y miles de funciones que antes la medicina ni siquiera se imaginaba que dependían del intestino.

¿La mala noticia?

El estrés, la comida procesada, los tóxicos (uso de plásticos, productos de limpieza, belleza, pesticidas, desinfectantes de manos, GMO, etc.), el azúcar, los endulzantes artificiales, colorantes, aditivos, las medicinas, la falta de sueño, la falta de nutrientes de los suelos actuales —y que provoca que frutas, verduras, granos y animales crezcan con deficiencia de nutrientes—, el agua que tomamos, sin minerales naturales… en fin: todo esto arruina la salud de nuestro microbioma.

¿La buena noticia?

La comida natural, orgánica, meditar, hacer ejercicio, usar productos de belleza y limpieza libres de tóxicos, usar remedios naturales, tomar agua pura, consumir sal natural, evitar azúcar y endulzantes, tomar jugos verdes, dormir bien, estar en contacto con la naturaleza, con animales y con la tierra (¡sí!, así es), reducir el estrés, tener una práctica espiritual constante, consumir alimentos fermentados naturalmente, prebióticos, tomar caldos de huesos y tener una dieta muy variada y local ayuda a que el microbioma esté sano y en buen estado para enfrentar las batallas que debe librar todos los días.

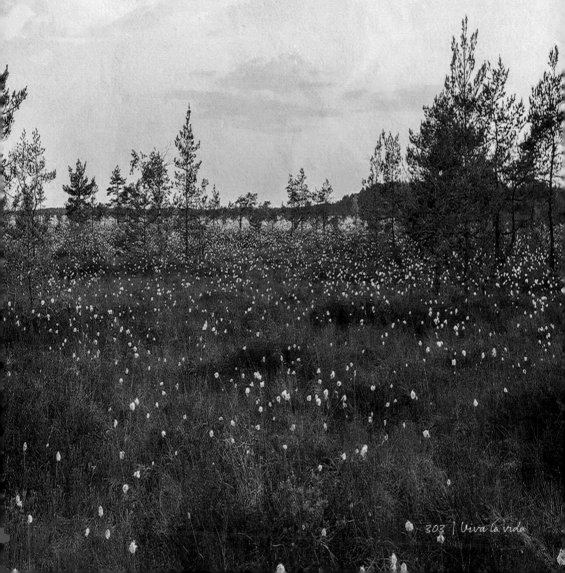

AYUNO INTERMITENTE

El ayuno intermitente, más que una dieta, es un estilo de vida y lo he ajustado a que funcione con mi día a día. Claro que hay veces en que el trabajo o algún evento no me lo permiten. No lo hago y no pasa nada. Hacer ayunos intermitentes no es esclavizarse con una dieta extrema, tampoco se trata de darse atracones o comer comida chatarra con la excusa de que después estarás ayunando. Tomar decisiones conscientes sobre una alimentación sana y balanceada es importantísimo antes de decidir adoptar el ayuno como parte de un régimen.

La ciencia hoy ha demostrado que es uno de los métodos más eficaces para frenar el envejecimiento a nivel celular, por lo tanto es una gran idea ponerlo en práctica si quieres vivir más tiempo, más saludable.

Es la disciplina o el trend reciente, probablemente más practicado en la antigüedad y a lo largo de la historia humana, en todas las culturas. ¿Por qué? Porque siempre que ayunas tu cuerpo descansa y se recupera, se repara, se desintoxica, se desinflama, y utiliza la energía que requiere el proceso digestivo (que es muchísima) para realizar funciones sumamente importantes, que la digestión no le permite hacer por completo.

La moda de comer cinco o seis comidas al día jamás existió antiguamente por la simple razón de que la comida era escasa. Se cazaba, lo que se podía cazar, y se consumía. Lo mismo con las raíces, frutas silvestres, e incluso con la agricultura, no había posibilidad de comer cualquier alimento, en cualquier estación del año y en las cantidades deseadas. Por lo tanto, la naturaleza nos adaptó a que durante milenios, el hombre ayunaba.

Es el estilo de vida más probado a lo largo de la historia de la humanidad. Hoy la ciencia comprueba su eficacia explicada, y algunos de los beneficios de ayunar son:

☆ El cuerpo comienza a quemar grasa para usarla como combustible y disminuyen los antojos por el azúcar.
☆ Se eleva la producción de la hormona del crecimiento.
☆ Se acelera el metabolismo, y por eso bajas de peso.
☆ Disminuyen los niveles de triglicéridos.
☆ Disminuye la inflamación celular.
☆ Promueve la longevidad.
☆ Aumenta el sistema inmune.
☆ Mejora el sueño, el descanso y la memoria.
☆ Favorece la desintoxicación.

¿Cómo empezar?

Comienza a respetar mínimo una ventana de 12 horas sin comer, es decir, si terminas de cenar a las 7 p.m., no comas hasta las 7 a.m. (por eso nunca es recomendable cenar tarde). En la noche es cuando el cuerpo entra naturalmente en una fase de desintoxicación y si comemos, nos desvelamos, y tomamos alcohol, esta función no se llevará a cabo adecuadamente.

Esto hazlo siempre… 12 horas.

¿Cómo hacerlo?

Un ayuno intermitente consiste en dejar de comer entre 14 y 16 horas seguidas.

Ejemplo:

☆ Cenar a las 6 p.m. y desayunar después de las 8 p.m. (14 horas de ayuno)
☆ Cenar a las 5 o 6 p.m. y desayunar después de las 9 o 10 a.m. (16 horas de ayuno)
☆ Puedes mover los horarios a tu conveniencia, si tienes una cena, procura cenar ligero y lo más temprano posible. Evita granos, azúcar y elige ensaladas, sopas, verduras y algo de proteína, grasas como aguacate, aceites. Y cuenta mínimo 14 horas para desayunar al día siguiente.
☆ Las primeras semanas cuesta trabajo, pero cuando te acostumbras funciona muy bien.
☆ A mí, después de las 5 p.m., ni siquiera me da hambre, porque me he acostumbrado por años a aplicarlo y ha sido lo que mejor me funciona para estar saludable y tener energía, e incluso para viajar y comer lo que quiera sin subir de peso.

¡Ojo!

Es muy importante que lo que comas sea saludable, no servirá de nada si tu comida es chatarra, comida procesada o está llena de azúcar. Es también muy importante que cuando desayunes no rompas el ayuno intermitente con carbohidratos simples, azúcares, sino con nueces, proteínas, verduras, algún panqué de harina de coco y semillas o un caldo de huesos, que es lo mejor si estás buscando curar tu intestino y mejorar tu digestión.

Es buena idea empezar poco a poco a prolongar el espacio de horas ayunando si te cuesta o te agobia la idea de dejar de cenar o desayunar.

El estrés no ayuda, así que relájate y disfruta de tus horas de ayuno, pensando en la maravillosa oportunidad que le estás dando a tu cuerpo de repararse por completo.

Puedes tomar líquidos, agua, tés de hierbas, incluso, en la mañana, puedes tomar café, té o matcha sin endulzar.

Trucos

Puedes agregar pequeñas cantidades de leche de coco, que al ser prácticamente grasa, no interrumpe el ayuno por completo, y sí ayuda a mejorar tu estado de ánimo. Si tienes mucha hambre, en lo que te acostumbras puedes comer pequeñas cantidades de grasa saludable, como un trozo de coco, unas almendras, o un poco de aguacate; o beber un café con leche de coco, un chai, algo que distraiga, pero no interfiera demasiado con el proceso.

EL ALMA SABE QUÉ HACER
PARA CURARSE SOLA,
el reto
ES SILENCIAR LA MENTE

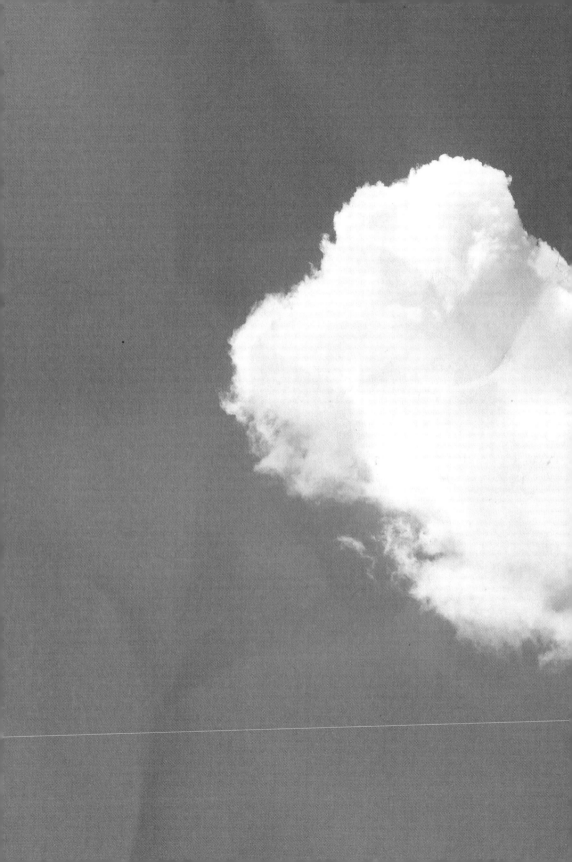

res–pi–ra

RESPIRAR

Respirar es algo que hacemos sin pensar y sin embargo saber hacerlo adecuadamente es de las herramientas más útiles para mejorar nuestra salud, estado de ánimo y calidad del sueño.

La respiración tiene un poder increíble sobre nuestra salud, ya que suministra oxígeno al cuerpo y elimina el exceso de dióxido de carbono (CO_2) para mantenernos vivos.

¿Cómo respiras? ¿Rápido o lento, ligero o profundo? La forma en la que lo haces envía mensajes a tu cuerpo que influyen en tu estado de ánimo, nivel de estrés, presión arterial, sistema inmune, postura y sistema nervioso, entre otras muchas funciones.

Es fundamental respirar por la nariz. Respira por la nariz incluso cuando hagas ejercicio. La respiración por la boca disminuye la oxigenación de los tejidos, propicia la hiperventilación y baja la capacidad para filtrar los contaminantes del aire.

Una respiración profunda y consciente activa el sistema nervioso parasimpático, que provoca una respuesta de relajación. Hay muchas prácticas de respiración diferentes que lograrán esto. Estas tres son fáciles y muy efectivas. Cuando siento que estoy por enfermarme, las hago y funcionan como magia.

Respiración 4,7,8, del doctor Andrew Weil

Este ejercicio sirve para relajar y ayudar a dormir; es maravilloso y sólo dura unos minutos.

Siéntate y coloca la punta de la lengua contra la parte posterior de los dientes frontales.

Mantenla ahí durante todo el proceso de respiración. Inhala por la nariz durante cuatro segundos sin hacer mucho ruido. Aguanta la respiración durante siete segundos. Exhala por la boca durante ocho segundos, haciendo un sonido similar a un "wush". Así se cierra una respiración completa. Repite el ciclo para un total de cuatro respiraciones.

Puedes hacer este ejercicio cuantas veces quieras a lo largo del día, pero se recomienda que no hagas más de cuatro respiraciones completas durante el primer mes de práctica. Posteriormente puedes trabajar haciendo hasta ocho ciclos de respiración completa por cada sesión. Los beneficios de esta práctica tan sencilla son enormes y funciona como un tranquilizante natural para el sistema nervioso.

La respiración nasal alternada

Esta técnica ayuda a balancear y calmar.

Con el dedo índice derecho tapa la fosa nasal derecha e inhala por la fosa nasal izquierda. Tapa la fosa nasal izquierda, exhala por la derecha, y luego inhala por la fosa nasal derecha. Tapa la fosa nasal derecha y exhala por la fosa nasal izquierda. Este procedimiento consiste en una ronda y se repite lento y suavemente las veces que quieras.

Es una técnica muy antigua usada en el ayurveda y disminuye el ritmo de los latidos cardiacos, calma la mente y baja el estrés.

La técnica de Wim Hof

Está técnica sirve para subir defensas y llenar de energía y es maravillosa para empezar el día. Además, activa el metabolismo, baja niveles de ansiedad, oxigena el cerebro, mueve la energía estancada en algunas partes del cuerpo, despeja y aclara la mente y eleva tu frecuencia energética. Es una respiración muy poderosa. Puedes sentir que se te duermen partes del cuerpo, manos y pies. Incluso puedes sentir mareo y la boca seca. Lo importante es hacerla con constancia, con el estómago vacío y con calma, y aumentar poco a poco la cantidad de respiraciones.

Acuéstate cómodamente y cierra los ojos. Haz una serie de 30 a 40 respiraciones potentes, por nariz o boca. Lo más fácil para mí es inhalar por la boca con los labios como diciendo la letra u, a un ritmo ágil, inflando el abdomen.

En tu última respiración inhala al máximo hacia dentro, exhala y aguanta todo lo que puedas. Verás que cada vez aguantas más. Incluso puedes tener un cronómetro a la mano y medir tu tiempo. Cuando necesites aire, para tu cronómetro e inhala suavemente llenando tus pulmones. Y vuelve a empezar.

Repite, haciendo un total de 3 rondas.

* Lo más SEXY de una mujer es su seguridad.
* Hay que vivir SIN miedo, arriesgarse.
* Preocúpate por saber qué quieres. El día que lo averiguas te vuelves IMPARABLE. Sé precisa.
* Lo MÁS valioso: el tiempo. Todo lo demás va y viene. No le des tu tiempo a quien no lo merece.
* Nada es gratis en la vida. Aprende a VALORAR tu trabajo y tu tiempo; a cobrar y poner condiciones.
* No hay fracasos, hay EXPERIENCIAS y APRENDIZAJES.
* Aprende a AMARTE de verdad.
* VIVE todos los días. ABRE los ojos.
* El ÉXITO es sólo tuyo. No te compares.
* Se vale decir NO. No tienes por qué cubrir las expectativas de otros por encima de las tuyas.
* Haz todos los días algo que te guste mucho.
* NUTRE cada día tu cuerpo, mente y espíritu.
* No te alejes de quien te hace REÍR.
* CONECTA con la tierra. Descarga tu energía en ella y cárgate de energía nueva.
* Practica estar PRESENTE.
* Date un TIEMPO para respirar, meditar, agradecer y reír.
* NADA es permanente.

Lo que me hubiera servido saber a los 25 años

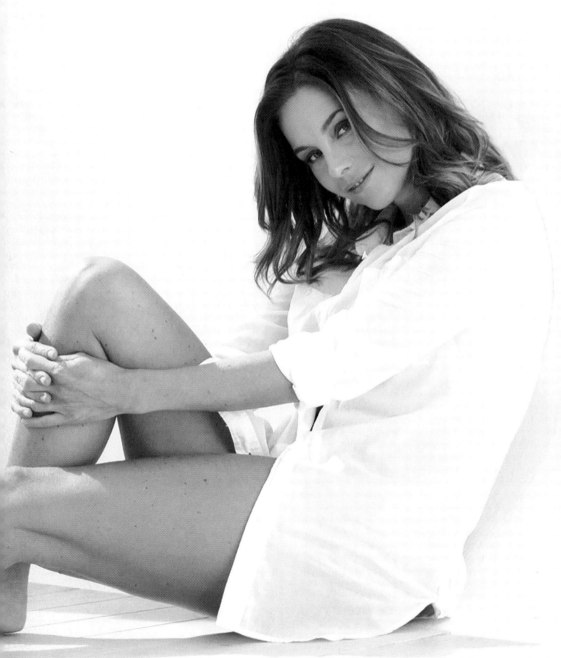

¡VIVE LA VIDA!

Se va de volada. Por eso decidí disfrutar cada día, cada presente y enfocar mi energía en el ahora. Claro que es difícil.

Para mí ha sido un gran esfuerzo y creo que una de las mejores lecciones que me enseñaron mis hijas. Los niños, entre los dos y seis años, viven el momento. Una vez yo trataba de contagiarle mi felicidad a María, cuando ella tenía tres años. En una semana nos iríamos de viaje y yo le decía: "¿No te emociona? En una semana nos vamos a subir al avión y estaremos en la playa". Ella me miró sin entender y preguntó: "¿Pero ahora? ¿Qué vamos a hacer ahora, en este momento?" Me quedó muy claro que lo que vale es el ahora y que lo demás no existe. Así viven el momento los niños porque no tienen esa mente ansiosa que va al futuro en busca de estímulos para sentirse bien.

Es difícil hablar de estar presente en un mundo en el que la realidad virtual es cada vez más lógica, y fácil de asimilar. Donde todo lo podemos hacer prácticamente sin estar presentes: e-commerce, Amazon, Kindle, sexo cibernético, banca por internet, yoga por internet, relaciones por internet… Amigos que conviven, platican, se cuentan sus más íntimos secretos a través de un dispositivo. Supe de una obra de teatro que se ensayó a distancia.

Esta realidad tan veloz, tan contradictoria, y a veces ambigua, a mí me invita a volver a lo básico. Volver a las raíces. Y creo que es algo que se empieza a manifestar en muchos ámbitos. Retomar las tradiciones en la cocina, volver a consumir lo que la tierra nos da naturalmente; en la medicina, las hierbas, curar de forma holística; vivir holísticamente, meditar, cultivar el espíritu. Disciplinas como el yoga, taichí, zhineng qigong, las curas espirituales, las plantas medicinales, el temazcal, en fin, prácticas milenarias vuelven a tomar fuerza en un mundo en el que también puedes tener un novio virtual o una experiencia íntima con un robot inteligente. Pero ¿qué tan nutritiva se vuelve esa experiencia? ¿Qué tan profunda puede ser una charla sin mirarse a los ojos y tomarse de las manos?

En la industria de la moda, hoy, lo hecho a mano es lo más valioso. En la arquitectura vuelve a ponerse de moda lo minimalista, los recursos sustentables, el consumo local. Nunca hacer pan había sido tan cool, o llevar a tus hijos a una granja, o conocer una colmena. Todas esas actividades que puedes "experimentar" y no sólo apreciar virtualmente se han convertido en una joya, pues te permiten pausar, estar presente, vivir el momento.

Creo que antes era más sencillo hablar de vivir en el presente. La vida tenía otro ritmo, teníamos una relación más cercana a la tierra, necesitábamos estar presentes para comunicar muchas cosas. Las tradiciones tenían un valor más lúdico, y se pasaban y aprendían de generación en generación con la intención de conservar la vida, por un instinto de permanencia, y no por un interés comercial como hoy en día. La vida era más simple, no había tantas cosas que nos ocuparan el tiempo.

Necesitamos detenernos. Recuperar la paz interior, el silencio. De vez en cuando no hacer nada. Contemplar, sentarnos en un parque a observar. ¿Te acuerdas antes cómo salíamos a "tomar el fresco" afuera, a platicar con los vecinos, a jugar o a ver a los niños jugar? Se pasaba tiempo con la familia y se fomentaban las actividades al aire libre, la convivencia, la hora de la comida o cena en compañía, se platicaba más. La gente iba a visitarte a tu casa.

Hay que despertar la conciencia. Cuando estás en conciencia, se te olvidan menos cosas, te das cuenta de lo que estás haciendo. Y para esto, la meditación es la mejor herramienta. Si tuviera que elegir una sola cosa de todas las que comparto en este libro, elegiría la meditación como la más importante, como la herramienta con más posibilidades transformadoras.

En el momento en el que comencé a hacer conciencia de mi vida, mi ser, mi cuerpo, mi realidad y mi lugar en este mundo, ya no hubo vuelta atrás. Me di cuenta de que realmente es un milagro de la naturaleza estar aquí, viva. Agradezco la salud todos los días, y voy por la vida con los ojos bien abiertos, atenta a lo que pueda aprender.

Tener conciencia te vuelve un ser activo, proactivo, responsable, plantado. Aclara tu mente y escucha a tu corazón, que es esa vocecita sabia que te guía.

Hoy me doy cuenta de que mi pasión es aprender. Mi curiosidad es descubrir la vida, entender, disfrutar las cosas que aprendo, ponerlas en práctica y compartirlas. Me doy cuenta de que mi misión es comunicar lo aprendido. En cada tema que me gusta, profundizo lo más posible y encuentro los mejores maestros. No importa si es tomando clases de historia o cocinando sin gluten.

Creo que asumimos que las cosas son, pero no es así. La salud, los afectos, la vida, nuestra vida, nuestro entorno, nuestro cuerpo incluso, los vamos creando, los vamos trabajando y por eso somos quienes somos.

Este libro es parte de mí: de mi aprendizaje, de mi toma de conciencia, de mi pasión, de mi esfuerzo por estar presente y de compartir con los demás lo que me hace feliz.

Existe la telepatía del corazón.

AGRADECIMIENTOS

A mi familia, por su amor constante, por inspirarme a ser una mejor persona y por estar siempre e incondicionalmente a mi lado. A Fabián, por apoyarme en este proyecto con amor y paciencia infinita. Gracias por tanto.

A ti que lees este libro que se atravesó en tu camino; espero que lo disfrutes y que te motive a cocinar, a compartir y a celebrar la vida.

Este libro es posible gracias al apoyo de mucha gente y marcas que comparten conmigo la misma filosofía y se han sumado al proyecto.

Las menciono en orden alfabético:

Aires de campo
Cerámica Suro
H&M México
Ingredienta
KitchenAid México
Royal Prestige
Trinitate
Young Living México

A Olga Laris, querida amiga, gracias por hacer fotos tan hermosas y sacar lo mejor de mí en ellas. A Enrique Covarrubias por tu talento, tu tiempo y espacio. A Toño Outón, por el placer que es trabajar contigo, y por que se repita. A Jorge Meza, por creer en mi siempre, hermano grande.

A Mónica Álvarez y Michelle Griffing, por ponerle orden a mi caos.

A David García por ese encuentro en Café O que fue el banderazo de salida.

A Natalia McLean, por ser mi hermana, "genia", por la inspiración, las risas y por compartir esta vida.

CRÉDITOS

Fotos: Olga Laris, Enrique Covarrubias, Laura Gómez, Dominika Paleta.

Fotos recetas: Toño Outón, Peter Norman y Dominika Paleta.

Food styling: Toño Outón, Peter Norman, Charly Ramos, Heidy Arzt y Dominika Paleta.

Apoyo en set y el mejor chofer: Ángel Garduño.

Diseño gráfico: Elizabeth Aja.

Interiores Unsplash: Monika Grabkowska, Jennifer Pallian, Dominik Martin, Alina Karpenko, Alison Marras, Klara Avensik, Heather Barnes, AlvaroSF, Joel Naren, Valentina Yoga, Adam Birkett, Jaron Whelan, Brooke Lark, Atriom Vallat, Henry Be, NordWood Themes, Alexander Ow, Ethan Mcarthur, Sam Balye, Thomas Vimare, Masaaki Komori, Lucas Ludwig.

Interiores Shuttertock: Yulia Davidovich, New Africa.

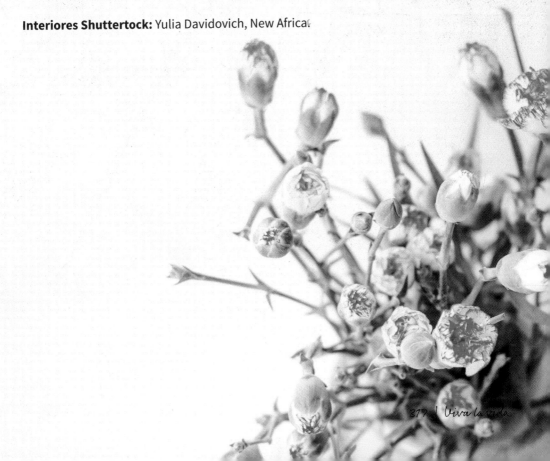

ÍNDICE TEMÁTICO

Viva la vida de Dominika Paleta
se terminó de imprimir en abril de 2020
en los talleres de
Litográfica Ingramex, S.A. de C.V.
Centeno 162-1, Col. Granjas Esmeralda,
C.P. 09810, Ciudad de México.